银发生活枕边书

张景 著

华龄出版社

责任编辑：潘笑竹　李　杨　高雅婧
封面设计：马　克
责任印刷：李未圻

图书在版编目（CIP）数据

银发生活枕边书 / 张景著 . -- 北京：华龄出版社，
2015.1
ISBN 978-7-5169-0533-3

Ⅰ . ①银… Ⅱ . ①张… Ⅲ . ①老年人—保健—基本知
识 Ⅳ . ① R161.7

中国版本图书馆 CIP 数据核字（2014）第 310781 号

书　　名：银发生活枕边书
作　　者：张　景
出版发行：华龄出版社
印　　刷：三河科达彩色印装有限公司
版　　次：2015年1月第1版　2015年1月第1次印刷
开　　本：170×230　1/16　印　张：10
字　　数：100千字
定　　价：20.00元

地　　址：北京西城区鼓楼西大街41号　　邮编：100009
电　　话：84044445　　　　　　　　传真：84039173
网　　址：http://www.hualingpress.com

自　序

　　这是一本写给老年人的书。

　　中国的老人已将近两亿，老人能够过好老年生活，做到老有所养、老有所医、老有所为、老有所学、老有所乐，这不仅是老年人的事，更是全社会的事，因为家家有老人，人人都会老。因此，作为中年为膏粱谋而疲于奔命的我，还是夙兴夜寐地为老人们写下这本书，当然，自己也有更多的自私成分在里面：一则尝写作的快乐，二则及早思考规划自己的老年生活。

　　古人云，老吾老以及人之老。我们的今天是老年人的昨天；老年人的今天是我们的明天。时间是公平的。老，是个人人都须面对的，谁也无法回避、无法逃脱的现实。说白了，善待老人就是善待我们自己，如果全社会人人、处处、时时、事事都为老年人献出一份关爱，不仅老年人的生活更美好，年轻人的明天也更美好！

张景

2015年初

目　录

第一章　有备无患，为退休做好准备

第二章　五种智慧生活态度

第三章　老年人养生之道

第四章　老年人的膳食营养

第五章　老年常见病的预防

第六章　老年阶段心理变化与心理问题

第七章　老年人的家庭关系

第八章　老年人的人际交往

第九章　以科学理智的态度看待死亡

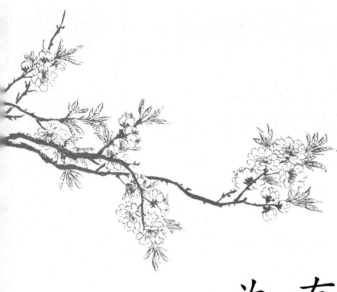

第一章

有备无患，为退休做好准备

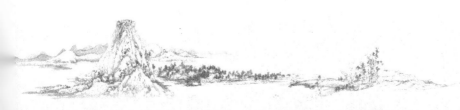

第一节　心理准备和物质准备

一、心理准备

在退休前，人们需要做好心理准备，毕竟是将要改变几十年的工作和生活习惯的事情，如果没有心理准备，让自己猝不及防，则多少会受到影响甚至伤害。首先，我们要做的第一件事是调整心态。衰老是不以人的意志为转移的客观规律，我们应坦然接受。

有些老年人身体健康尚可，没有重大疾病或体衰苍老征象，但是他们自感老态龙钟、精力不支、思维迟钝、暮气沉沉，自认为成为社会和家庭的累赘。遇到困难和生活上不遂心的事，就感到无法克服、无能为力，思想负担沉重，沉缅于失败和挫折的情境。生活缺乏兴趣，对人对事淡漠，人际关系疏远，离群索居，消极对待人生和世界，自甘沉沦，无所事事，丧失社会责任感。这是心理衰老的表现。身体衰老是一个自然难以控制的过程，但是心理衰老却可以调整。

作好退休前的心理准备，预防或调整心理衰老的状态，可以从以下几个方面着手。首先，积极面对生活。生活就像一个舞台，每个人的角色有大有小，但是无论大小，我们都应将本职工作做好，以积极的态度去面对生活，每个人都可以做出有益的贡献。有生活目标和理想的人，无论在什么岗位，无论退休与否，都不会迷失方向也不会迷失自我，只要一步一步脚踏实地地走，虽然也许不一定会达成目标，但是这样的生活不会枯萎，不会让人觉得空虚乏味。其次，永远对人生和大自然充满好奇心。拥有好奇心的人会不断求知和探索，这种求知欲与年龄无关，只有不断接受新鲜事物，才能为思想注入活力，和身体一样，只有不断地进行新陈代谢，才能保持鲜活，不会陈旧固化。勤奋好学，积极用脑，广阅博览，可以延迟大脑及思维的衰老。第三，丰富生活内容，培养多种兴趣，专注和钻研并从兴趣爱好中寻求乐趣和活动。经常动手，活动身体，不要懒于做事，创造条件参加力所能及的社会活动，接触社会。第四，良好的情绪永远是调节生活的一剂良方。当情绪不佳时，注意不要压抑，否则容易抑郁成疾。一是可以采取一些方式来发泄，比如找家人和朋友倾诉，但是注意不要做出过激的举动，不要在自己发泄情绪的同时伤害到身边人的感情。二是可以用积极的思维方式来化解消极的情绪，也可以用转移法，在情绪不好时立即去做自己喜欢的事，见自己喜欢的人。

退休对我们来说，既是权利也是义务，它保证了老年人安享晚年的权利，也是老年人为促进在岗人员新陈代谢应尽的义务。从心理上平静接受这种变化是后面一切准备的前提，只有积极地认可这种变化，才能够打消悲观消极和排斥情绪，全心拥抱一个新的开始，重新安排自己未来的学习工作和生活。

二、物质准备

退休前还需要一定的物质准备，绝大多数人在退休后可以按月领取退休金，或多或少还有一定的积蓄，可以保证退休后必要的生活开销。很多老年人抱有传统的观念，认为自己作为一家之长，应该对子女甚至孙子女提供足够的物质支持，用自己的积蓄为儿女购房购车，为孙子女提供奶粉钱、入园费等等。这固然是长辈表达关心和爱意的方式，但是，老年人必须明白，自己的健康快乐才是对儿女最大的支持，才是儿女最大的财富。因而，老年人应该在经济上更多地为自己做好规划，除了保证自己退休后的日常开销，老年人还应注意为自己至少保留两份基金，一份是应急基金，一份是发展基金。

应急基金是为了以备不时之需，应付突如其来的意外、疾病等导致开销陡增、日常开销无法满足的情况。这笔钱的数目可以根据自己的收入和花销来确定，专家建议，至少要能保障 3 到 6 个月的生活总开支所需，并且这笔钱平时任何人不能动用，仅针对紧急情况。另外，身体健康对于老年朋友们来说十分重要。对于不可预测疾病的发生，要做好先期投入，因而购买一份健康或人身保险很有必要，既可以增加自己抵抗风险的能力，也能够减轻儿女的经济压力。可以选择购买一些特别针对老年人的险种，如疾病保险等。

发展基金是为退休生活准备的活动资金，如果老年人如果在退休后想要选择一些自己感兴趣的活动，如报名老年大学、参加各种兴趣班等，以及购买照相机、钓鱼竿、乐器、文具等活动辅助器材等都需要钱；如果老年人选择退休后做一些投资或者小成本经营活动，比如开个小店或者租个摊位，则要一笔不影响日常开销的额外费用，这笔钱就是发展基金。对于这笔钱，一个首要原则就是，发展基金应独立于生活费用，保证无论这笔资金是入不敷出还是有出无进，都不会影响日常生活。这笔经费的数目可以根据老年人对退休生活的规划来定。

如果除此以外，老年人还有一些额外的资金，可以用于储蓄或小规模的风险较小的投资。老年人一般金融知识比较欠缺，也没有足够的精力投入其中，所以在投资理财产品方面，有几点需要注意。

首先，应明确这部分用于投资或者理财的资金是日常开销和应急资金以外的，因为投资就有风险，要保证这笔钱的赔或赚不影响日常生活。拿基本生活资金或者应急资金去冒风险是不值得的、不明智的。

第二，不要将鸡蛋全部放在一个篮子里，也就是不要将全部的资金用于同一种投资，这也是为了降低风险。可以将一部分钱用于合适的储蓄品种，存款储蓄虽然利率较低，但是只赚不赔，算是一种低风险低收益的投资方式。另一部分资金可以用于多元化投资，由于我们金融理财知识有限，所以尽量选择一些风险较低的品种，虽然利润不如高风险投资大，但是也避免了投资失败可能给心理承受能力较弱的老年人带来打击。

第三，最较重要的一点是，注意防骗。投资一定要选择正规的金融机构，不要被街头巷尾的一些传销人员所谓的"高利润""一本万利""只赚不赔"所蒙蔽，他们很可能是利用了老年人容易相信他人且缺乏理财知识的特点来行骗，他们对老年人所做的才是"空手套白狼"的勾当。老年人应该树立防范之心，不仅不要理会街头拦住您进行宣传的人，也不要相信用短信或电话方式主动找上您的人，更不要听信网络上各式各样的花言巧语。

如果老年人有了一定的空闲资金，又有了投资的想法，首先可以与家人进行沟通，听取他们的建议，大家一起来商讨合理的投资方式，然后最好在子女或值得信赖的亲人的陪同下去正规的金融机构办理理财项目，断绝一切接触金融诈骗的可能。

第二节　沟通交流，与朋友分享生活

一、收集信息，拓展朋友圈

退休后做什么？如何开始？如何规划？很多人想到这个问题可能觉得无从下手，那么不妨跟四周的亲朋好友、同事邻居借鉴学习一下，看看他人的退休生活是怎样的。首先可以从身边同事开始咨询，已经退休的老同事都在做什么，他们过得快不快乐，有没有什么忠告或建议；即将退休的同事对未来有何打算，是否有什么想法能够给自己带来灵感，甚至如果平时就谈得来，志趣相投，还可以相约退休后一起来完成这个计划。

这种交流不仅可以帮助我们对退休生活熟悉起来，让我们觉得它并不是那么难以接受，也让我们开始将退休生活规划提上日程，越早做规划，实践起来就越轻松，水到渠成，顺理成章。最重要的是，当我们找到可以一起分享退休生活的朋友，退休也就不会意味着失去生活和朋友，而是从一种生活走进另一种新的生活，从一个朋友圈走进另一个朋友圈，退休后，我们也就不会觉得孤独和迷惘。

二、与朋友分享生活

退休后，人们逐渐从原来的工作圈子中脱离出来，平时在工作中交流、互动、分享的人逐渐走远了，而自己还停留在原地，如果这个时候找不到新的集体，会让人觉得缺少归属感。很多老年朋友退休后，将生活重心转移到家庭上，集中在老伴、儿孙身上，然而，身边的儿女亲朋都有自己的工作和圈子，看到别人都在忙碌，自己的空闲和寂寞就会凸显出来，容易让人觉得空虚、自卑、抑郁、无人理解，这种负面情绪积压多了对人的身心都会造成伤害，而且会造成恶性循环，越孤独越封闭自己，越自我封闭越孤独。另外，将全部精力放在家庭上，不仅与家庭成员过近的距离容易引发家庭矛盾，而且日子久了会让人觉得疲倦和生活单调缺少乐趣。

生活圈子太小也是让人感觉孤独的原因之一。退休后，因为脱离了工作圈子，老年人的社交圈会受到暂时性的影响，但是一个人生活中的圈子不止一种，脱离了工作圈，以前的同事好友依然可以保持联系，而且如前文所述的退休准备工作中提到的，我们可以建立新的朋友圈，与一起退休的同事，与参加新的活动比如老年大学、老年协会、兴趣班等认识的新朋友，与拥有同样兴趣的偶然认识的陌生人，组建新的朋友圈，我们依然可以与他人一同分享快乐、分担忧愁，让退休生活有滋有味。

第三节　身老心不老，老有所为从退休开始

　　其实，大家不应该把退休看作一个终结，而应该看作一个契机，一个自我规划、自我发展、自由支配时间的契机。退休并不意味着职业生涯的结束，相反，老年人可以利用这个机会继续学习，深入发展自己的兴趣，只要老年人愿意花时间和精力在上面，退休也可以是另一个职业的开始。

　　这样的故事有很多，很多人曾经是工作岗位上的大忙人，退休后也闲不住，虽然没有了工作岗位这个平台，但是他们知道如何给自己找事情做。比如王大妈，以前是企业里的会计，年轻时喜欢编织，喜欢给小孩织个花毛衣、钩个围巾什么的，只是平日里既要工作，又要操持家务照顾孩子，没有时间。退休后，王大妈买了几本花样编织的书，自己照着学，也有几个同样喜欢编织的朋友，互相学习交流，钩了一些小动物的小挂件、花样的小手包、手机套、杯子套、鞋套什么的，一开始就是自己用，或者亲戚朋友哪个喜欢就送一送，后来几个朋友商量以后一起在集市上摆了个小摊位，就图个乐呵，没想到还颇受欢迎。

　　还有一位张大爷，原来是工程师，颇有威望，退休后，日子清闲起来，平时依然保持了看书、写文章的习惯，但觉得日子过得不那么让人满足。后来张大爷报了老年大学，学习并且爱上了摄影，后来还加入了老年摄影协会，经常和一些喜欢摄影的朋友一起旅游采风，偶尔参加一些摄影比赛和

杂志征稿，颇有收获，日子也变得充实起来。

第四节　重拾梦想，做一些快乐的事

退休前，一个人有一半甚至三分之二的时间是奉献给工作事业的，留给自己的时间很少，除了休息和处理其他日常事务，也就所剩无几了，很难再分出一些来给自己发展兴趣，或者做一些自己想要做的事。如果要每个人给自己一生想要做的事列一个清单，一定不会有人的单子是空的。每个人，无论地位如何、工作如何、或贫穷或富有，肯定都有自己一生想要尝试的事，但是往往因为没时间、没有钱等等这样那样的原因而没有做成。如果说退休前要为事业打拼、为家人奋斗而将自己的事情放在一边，退休后，家业已经稳定，儿女已经长大，职业生涯告一段落，就没有理由不放下这些重担，为自己活一次了。

也许你曾经想要环游世界，也许年轻时梦想当一个画家，也许钟爱的二胡已经锁在柜子里许多年……那么，现在是时候做一点自己喜欢的事情了，把曾经的梦想找回来，把放下的热情捡起来，规划一个属于自己的未来。清点自己的积蓄，拿出一部分来准备旅行，钱多可以富游，钱少可以穷游，只要还可以动，就总有办法将计划实现。拿起封存多年的画笔或乐器，或去老年大学，或报一个兴趣班，或者找三五志同道合的好友一起练习，我们的技术不够专业，我们的平台不够高端，我们的设备不够华丽光鲜，但是我依然可以将自己的故事画出来，将心情演奏出来。

第五节　学习新知识，与世界保持联系

随着社会不断进步，退休后继续充电变得非常重要。有人说，一个人一生只能活一次，选择一种生活。但是，从阅读中，我们可以了解不同的生活、不同的世界。这句话是说一本书可以为我们展现一个新的世界。其实，不仅是一本书，一种新的知识、一项新的技能都能够为我们提供新的感受，让我们对世界、对自己有新的体会，而不了解这种知识，不会这项技能的人则无从体验这种感受。

举个例子，面对一幅画，内行的人和外行的人的感受是不一样的。一幅抽象派作品，外行的人看到的只是色块的交织，只一眼就可以结束。但是内行的人可以看上一天也不会腻，因为如果你知道这幅画的创作背景，就会感叹创作者在循规蹈矩的画风盛行时进行这种创作是如何离经叛道；如果你又对画家创作时的心态有所了解，又会慨叹作者在画中倾注或者说宣泄了一种什么样的情绪，借此来表达什么样的想法；如果你还懂一点绘画技巧，就会赞叹于画家在看似凌乱的构图中运用了哪些细腻的技巧……你懂得的越多，发现的就会越多，体会就越多，一幅画可以开启通往创作者内心的大门，站在它面前，当然不会觉得无聊。而这种感觉，只有懂得的人才能体会。

当然，我们不一定非要懂得绘画，这只是千万个领域中

的一个，如果没有那么浓厚的兴趣，看个热闹也没有什么不好。这里只是想说，为什么在空闲时间里，我们常常会觉得无聊，只是因为我们对这个世界了解太少，没有积极地尝试，没有发现自己的兴趣点。而上面这个例子只是想说，拥有自己感兴趣的领域是多么重要，它为我们开启新世界的大门，让我们获得日常生活以外的不同感受和快乐，让我们在空闲时间不会觉得无聊，让拥有同样兴趣的人有机会成为我们的朋友，甚至让我们从中获得归属感、成就感、满足感。这个兴趣可以是音乐绘画、品茗作诗、园艺种植、古玩鉴赏、运动健身、书法写作等等，甚至可以是某种理念、某项研究。

然而，很多老年人身体还很棒，心态却已经老得走不动了。他们不肯接受新事物，有一种畏惧和排斥心理，觉得"人老了，学不动了"，或者"多大岁数了，就算费劲懂了也派不上用场"，或者"年轻的时候都没试过，现在老了更不会尝试了"。如果自己都缺少"不服老"的劲头，那么谁或者说什么事情还能点亮你的晚年生活呢？幸福的生活是我们主动争取来的，不是坐等来的，包括幸福的晚年生活。你用多一分的热情去拥抱生活，生活就会用百倍的热情来回报你。

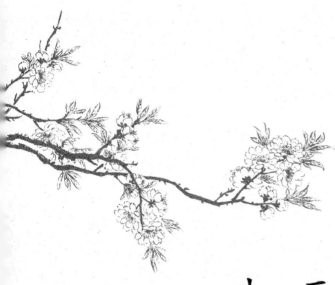

第二章

五种智慧
生活态度

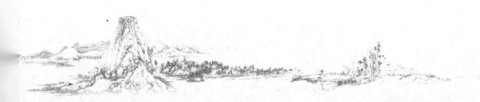

有哲人云：幸福是一种心态。心态其实就是一个人的生活态度，包括对人、对事、对挫折等生活各个方面的态度，这种态度影响着一个人的生活方式，从一定程度上也可以说，有什么样的生活态度就有什么样的人生。

第一节　人生无时不黄金

什么是人生的黄金期？很多人认为中青年是人生的黄金期，然后人生慢慢走向低谷。其实这只是生物学的概念，当然中青年时期是人一生中精力、体能和创造力最旺盛的时期，朝气蓬勃、生龙活虎是这个年龄段的优势。

如果说青年是生命的活力期，中年是生命的爆发期，那么老年可称为生命的智慧期。虽然老年人不如年轻人更有活力，事业上也不像中年人那样具有爆发力，但是经过数十年的人生历练后，积累了丰富的人生经验和智慧，视野开阔，对待生命的态度更踏实，精神上也更坚强。而且这个年龄的老人，子女已经长大成人，退休后没有事业上的压力，赢得了几十年都难得有的闲暇时间，可以在自由轻松的氛围中选择自己喜欢的生活，发挥自己的能量。这些都是青年阶段和中年阶段的人所不具备的优势。

不少老年朋友，感叹或遗憾自己老了，甚至因皱纹、白发、老态龙钟而不敢见人或自怨自艾，这是部分老年人自卑乃至自弃的表现，从另一个角度讲也是人生智慧还达不到一定境界的表现。其实，对智者而言，人生无时不黄金。

老年是人生压力最小的时期。人在青少年时有学业压力，中青年时有工作压力、人际关系压力、持家压力，职场上还有任务压力、竞争压力，虽然一定的压力可以转化成进步的动力，但是长期生活在压力之下，会影响人的身心健康，降低幸福感。老年人已经过了奋斗的阶段，苦尽甘来，到了享受奋斗成果的时候，一般情况下不再有工作压力，老年阶段是人生中较为轻松的一段时光。步入老年阶段，多数人一般有了一定的经济基础，生存压力小，这意味着有了更多的时间来享受生活，发展兴趣爱好，可以说是自我发展的黄金阶段。

年轻时很多人要为生存奔波，买了房子又要买车，结了婚又要养孩子，总之生活的压力源源不断，很少有人能够有机会或者说放得开手去做自己感兴趣的事情，因为生活的压力让人失去了尝试的时间和耐心，对于很多人来说，赚钱糊口是第一位的，自己的想法和兴趣在生活面前只能靠边站，偶尔想想也就罢了。但是对老年人来说就不一样了。他们完全可以在这段清闲的时光里，把自己年轻时想做却一直没有机会做的事情付诸实践。如果要说一个人一生的黄金时期是追逐梦想的阶段，那么它既可以是青少年逐梦的阶段，也可以是老年期圆梦的阶段。

第二节　生命六十始开始

永远年轻是古往今来人人追求的，遗憾的是许许多多的古人、今人并没有真正弄懂年轻的含义，仅认为年轻就是明眸皓齿、乌发如瀑、少年妙龄。这仅仅是生物学的概念，其实年轻的核心应是思维方式、生活方式的年轻。人们常误认为：人到六十，就算老了；人到七十，就是在赚剩余岁月了；人到八十，则是一个幸运的长寿者。从而过早地开始从心理上把自己界定为老年状态，以至认为人到60岁一退下来，就万事皆休了。或者，退下来后感到失落，心里总是不平衡，甚至沉湎于往昔之中不能自拔。其实，正确的心态是人生到六十始开始。

一个人年届六十，或者更大一些，即将退休或是已经退了下来，都不应该成为消沉和伤感的理由，因人到六十生命才真正开始。为什么这样说呢？退休，只是标志着人的整个一生法定工作阶段的结束，但并不等于人生的终点，更不能给生命画上句号；二是一个人的一生有两个生命阶段，退休是第一生命阶段的结束，第二生命阶段的开始。第一生命阶段一般都有相对稳定的单位和工作环境，并以此作为生命活动的主要舞台。在这个舞台上，每个人都有自己的空间，可以充分展现自己的一切。当然也有它的局限，往往忙于从事的工作和公务，不可能更多顾及家庭和私务，乃至接触社会的面不可能都是自己理想的，也不可能随意去做自己想做的事情，读自己想读的书。一旦退休了，就进入了第二生命阶段，在这个阶段，我们变成了一个全新的角色。此时不应再依恋消逝的往昔，为官的不再"恋栈"，为民的不再"恋碗"。而应更多地想一想在第二生命阶段中，该做些什么，怎么去做，给自己的退休生活画一张蓝图。六十岁后生命才真正属于自己。青少年为成绩、为升学活，中年为职业、为家庭、为面子活，只有六十岁后才为自己活，为何不在为自己活的这几十年里活得潇洒、活得快乐、活得幸福？

生命六十始开始，对这刚刚真正开始的生命，最重要的是要搞好规划。有些人在未老时就早早就作了规划，有些人退下来后才开始想这件事，但到老时再规划也不算晚，最忌至死有些人还过一天算一天，懵懵懂懂，浑浑噩噩。退休生活有规划、有目标，林林总总都按规划执行，这样的人往往生活得充实和快乐，不仅心态比原来好了，而且还做了许多过去想做而无法做的有益于社会、他人和家庭的事。

制订"六十岁生活规划"，内容大致可以包括：首先是身体健康方面的规划。最好做一次全面体检，若有条件应坚持定期体检，根据体检诊断结果，有针对性地进行调理保健。其次是人际关系方面的规划。包括如何维护亲友关系，如竭尽可能挤出时间为亲朋好友提供一些支持，加强与他们的联系和沟通，以补偿过去缺失的情谊。退下来以后，一定要有几个谈得来甚至可以倾诉衷肠的挚友，决不能把自己封闭起来，寡与人欢。其三是兴趣爱好方面的规划。人生在世，总要有些闲情雅趣，不能除了工作还是工作，或者无所事事，闲费时日。退下来的人，除了要将已有的爱好兴趣坚持不辍外，还要培养新的爱好兴趣。比如，书法、绘画、垂钓、打球等方面的规划。其四是旅游方面的规划。有条件者，每年出去旅游一二次，或名山大川，或农家田园……条件有限者可以在近郊出游。当全身心地接触美不胜收的大自然时，不仅神清气爽、心旷神怡，而且还会开阔心胸，有些不悦之事也就烟消云散。其五是职业规划。职业规划就是从自己的情况出发，为自己长期从事的事业继续发挥光和热，或为社会再作些贡献，实现老有所为。其六是学习规划，可以坚持读大学、听讲座、考资格，不学习新东西才是人老的真正体现。其实，六十岁后的生活规划，各人情况千差万别，不可局限于这几个方面或是某种模式，而应从自身实际出发，做到量体裁衣、度身定制。

第三节　儿孙自有儿孙福

"儿孙自有儿孙福"的内涵是：对子女放手，将对他们的爱沉淀起来，这将更有利他们的独立、成长及得到成长中的快乐。在中国人的家庭观念中，老年人常常会牺牲自己的幸福来为子女换取快乐：宁愿自己少吃少喝，也要省下钱来为儿子买房买车；宁愿自己少休息少娱乐，也要为儿女操持家务，烧饭、洗衣、带孩子，无所不包。应该明白这样一个道理：一个人的快乐和痛苦都是自己设计的，老人对后代的事管得过多，做得过多，照顾过多，尤其是为他们做家务、带孩子过多，往往适得其反，更多的困扰抵消了含饴弄孙的快乐。

老年人频繁插手儿女的家事，可能使家庭关系失去平衡，激化家庭矛盾。老人为儿女操持家务和照看小孩也有很多弊端。由于社会发展速度很快，而老年人的知识观念更新相对滞后，且随着年龄的增长人的思维更容易固化，排斥新生事物，这样两代人对生活的认知鸿沟越来越深，老年人认为对的东西，儿女可能认为不对；老年人觉得好的东西，儿女可能觉得不好。这样很容易造成两代人之间的冲突。其结果是家庭人际关系扭曲和紧张，甚至形成人际冲突，给老年人和小辈都带来痛苦。

不能给儿女推卸责任的机会，他们才是家庭事务的顶梁柱。老年人来或许愿意为儿女们做些力所能及的事，但从本质上来讲，这些并不是他们应尽的义务。所有事情一旦成为义务就带有强制性，强制性带来的是巨大的心理压力和角色的改变。一方面，步入老年阶段的人的体质和精力都在下行，本应颐养天年，不应继续在生活的高压下过日子，但是一旦儿女将日常问题的解决和事务的处理全部推给老年人，这种压力和责任是老年人无论从体力上还是从心理上都很难再承受的。另一方面，成年子女本来就是家庭生活的顶梁柱，他们步入社会，有了经济来源，随着年龄增长，也有了生活经验。在某种程度上，他们的能力要超过年迈的父母，他们应该挑起生活的重担，承担应尽的义务和责任，而不是继续如孩童般生活在父母的羽翼下。否则，他们永远也学不会如何面对生活，学不会担当和负责。如果老年人对儿女的保护和溺爱导致他们永远也长不大，那又何尝不是教育的失败呢？

很多老年人认为，只有通过诸如照看孩子、做家务等非常具体的可量化的行动，才能表达他们对下一辈的爱心，而且总想把这种长辈之爱无止境地延续到下一代，甚至更下一代，让儿孙们刻骨铭心，证明自己是个好父亲、好母亲、好爷爷、好奶奶，至于自己的福利和快乐则可以忽略不计。正是这种"奉献精神"使得很多老年人陷入进退两难的尴尬中，晚年生活很不快乐。所以，"亲而不近，疏而不远"应该作为老年人与儿女和谐相处的一个原则。

儿女成年尤其是进入社会以后，就拥有了为自己负责的能力，这个时候，如果老年人还要为他们的工作、成家、养孩子等事情操心，其实是一种变相的溺爱，容易养成儿女不负责的习惯，使之更无能、更骄横、更生活在真空里。当然在儿女有困难时，父母理应伸出援助之手，但是如何掌握好度，如何学会放开手，将是国内父母需要反省和学习的一个重要课题。

第四节　老时方为自己活

一个人活着分几个活法：为吃饭活、为家人活、为社会活、为自己活。前几种多是中青年时的活法，唯有老年才是为自己活：孩子大了，自己的老人不在了，不必竞争了，不必刻意应付社会了，不用再为事业奋斗，不用再为生计奔波，儿女都有了各自的生活，孙子辈也都到了上学的年龄，一切都无须再操心费力，此时如果不享受晚年，似乎都对不起自己几十年的辛苦劳作。但是，真的到了退休的时候，却极少有人能过上想象中的生活。

老年是"为自己活"的最佳时期，可是许多老人天天操心子女的事，从没有想过为自己做点什么，容易走入为子孙活的误区。如一老教授退休后天天帮子女带孩子，不仅成了保姆而且为孙辈教育问题还同女婿及亲家发生矛盾，闹得不可开交，反气出一身病。不少人老了以后还省吃俭用帮成年子女凑钱或养孩子。老年阶段是为自己活的最佳时间，尤其是刚退休的那一段，这时，老年人还有一定的精力、体力，也还有一定的物质、人际基础。

那么"为自己活"可以体现在哪些方面呢？

首先要学会放手。对子女，要将对成年子女的爱深藏起来，让他们独立面对一切、处理一切，负责应负责任的一切。对工作，既然要离开工作岗位，就要洒脱一些，不少老人退休后还插手单位的事，不仅闹得不愉快且也不轻松。只有对这些事情放手，才会有时间和精力去做自己想做的事。

做自己喜欢的人，也即做真正的自己。人在少年时有父母管着，不能任性率性而为，中青年时有社会约束、竞争压力、生活重负也使人无心无力做真正的自己。到了老年阶段，不仅承受的压力轻了，也会逐渐对这些无形的束缚看得淡然，不再被他人的标准、价值观所羁绊，不再活在别人的眼光里、评价里。

第五节　老年幸福在广趣

广泛的兴趣是晚年生活幸福的关键之一。听广播、看报纸、逛公园，这些简单、方便、低成本的兴趣爱好是老年人休闲文化活动的首选。当前，随着人们物质生活和精神生活水平的提高以及人均寿命的延长，老年人的兴趣爱好呈现出多元化趋势，书画、集邮、收藏、旅游、摄影、音乐、创作、经营等兴趣活动受到越来越多的老年人认可。老年人的兴趣爱好越广泛，越有助于调剂他们的精神文化生活，越能达到人与自然、人与社会、人与人、人与自身的平衡，实现自身精神的满足，获得最大限度的精神快乐。那么老年人可以培养哪些方面的兴趣呢？

培养运动兴趣。运动的内容很多，只要动就叫运动，但其狭义的内涵还是指运动项目，比如跑步、游泳、球类运动（乒乓球、羽毛球、网球等）。培养运动的兴趣当然要从中青年开始，但到老了再开始也不晚，要知人生任何事任何时候开始都不晚，美国有个80多岁才开始学画的老太太，学习10年后成为著名画家。另外，像乒乓球、羽毛球、网球这种运动，不仅有趣味性，而且运动量也不是很大，属于有氧运动，两个人就可进行，也比较方便。

培养读书兴趣。读好书是同有才的人说话，读奇书是同伟大的人说话。与有才、伟大的人交谈多了，自然也就深受影响，逐渐变成这类人了。同时，读书还能给人带来很大的精神愉悦，是人的知识大餐、精神大餐、心灵大餐。一个人一旦与书为伴，养成读书习惯，那么才情、知识、智慧、快乐将如影随形，赶都赶不走。老人虽然要培养读书兴趣，但为兴趣而读书还不是读书的最高境界。读书境界由低到高依次为：为考试而读书、为消遣而读书、为有用而读书、为兴趣而读书、为习惯而读书，只有将读书变成一种习惯、一种生命中每日不可或缺的东西，才是真正的读出高境。哲人云：习惯优秀才是真正的优秀。所以，要在培养读书兴趣的基础上再养成读书的习惯，那么这个兴趣才能得以长久坚持，成为生活的一个组成部分。

培养学习兴趣。读书与学习相同又不同：相同的是都是知识的积累，都与读书有关；不同的是学习多侧重技能方面，不用过多思考与学习内容无关的东西。学习包括各个方面：工作或业务技能的学习、知识的学习、运动技能的学习、生活技能的学习、娱乐技能的学习等等。业务技能的学习最主要的检验途径是考取资质，我有个老年朋友，59岁开始考，当年通过司法考试，70多岁时已考了9种资质，真正是生命不息，学习不止。另外，不要小看学习，判断一个人是否真的老了的一个重要标准，就是看他是否停止学习新东西了。而且，不断地学习，不断地收获，还能够增加人的幸福感。

培养对艺术的兴趣。艺术的内容很广泛，最常见是的音乐、绘画、书法、雕塑、文学诗歌创作等等。艺术兴趣或美学素养与人的幸福指数密切相关。纵观历史，只要有人类的地方就有艺术。文明与艺术同时产生，不管在哪个文明和哪种文化中，艺术都是人们生活中不可缺少的部分。艺术滋润着我们的心灵，丰富着我们的经验。对老年人来说，培养一点艺术爱好，能够为枯燥琐碎的生活增添一点色彩。多一份艺术爱好，也就多了一份能够消磨时间、与人交流、甚至增加个人身份认同感和成就感的机会。

第六节　快乐悲伤在心态

幸福是一种心态，这句话的意思是指人在衣食住行的基本需求满足后，幸福与否全在于心态即心理态度了。一个人的心态是乐观的、豁达的、平和的，还是悲观的、郁闷的、动荡的，影响着一个人的生活质量或幸福指数。有哲人说"幸福是种能力"，从某种程度上讲是调整心态的能力。对老年人而言，可以培养以下几个方面的良好心态。

要培养珍惜当下、享受当下的良好心态。过去的已经过去，未来的尚未到来，只有当下是我们正在经历的、真正拥有的。大智者无不惜时如金，抓住当下、利用当下、享受当下，去读书学习，投身爱好，走亲访友，将当下的分分秒秒都变成人生的享受、人生的乐趣——生命就是时间，享受了时间就等于享受了生命，抓紧了时间就等于延长了生命。

培养处处从生活中发现美的良好心态。艺术家罗丹说："我们的眼睛里不是缺少美，而是缺少发现。"画家如同摄影家一样，都是发现美、留住美并在此基础上创造美的人，如摄影从某个角度讲，就是"留住美的瞬间"。而美是无时不在、无处不在的。如最常见、最普遍的一片树叶，在凡俗的人眼里只是千千万万片树叶中的一片而已，但在画家的眼里是风景，在诗人的眼里是绿罗裙，在农人的眼里是肥料。生活中同样的一片树叶，以不同的心态去看待，便有不同的价值。具体到人生也是同理，同样的事、同样的人、同样的时间，有什么样的心态，便有什么样的生活及人生。因此，我们，尤其是敬爱的老年人们，要处处以发现、欣赏美的态度，去对待生活中的一切。观念变了，思维方式变了，心态变了，这个世界呈现在眼中就会有所不同。

培养凡事感恩的良好心态。凡事感恩的良好心态，不仅对人的幸福指数、身心健康都十分有利，而还有利于形成良好的人际关系。感恩就是对生活的给予报以珍视和感谢的态度，无论是收获还是失去，是平顺还是挫折，对于亲人、朋友的善待，不能无视也不能认为理所当然。而对于生活中遭遇的痛苦，要勇敢地面对，在经历过风雨以后，才能够收获对抗挫折所需要的勇气和信念。挫折使我们更坚强、更清醒、更有智慧，疾病使我们更加珍惜健康，思考人生。对大智者而言，人生最重要的一件事就是有尊严地活着，而尊严存在于一个人的心中，那些所谓的冒犯、不公、嫉妒、恶语、攻击又算得了什么呢？只要不危及生命，都应一律无视之、接纳之、笑待之。

培养乐观的心态，就是阳光的心态。记得有位作家说过：高薪不如高寿，高寿不如高兴。而持有乐观的心态才是高兴之本。心中有花香，生活中就处处弥漫着淡淡的芳香；心中有阳光，生活中就处处充满着灿烂的阳光；心中快乐，就会感觉到生活的快乐、工作的快乐，就会感受到他人的美丽和友善。乐观的心态会使人轻松享受人生的快乐与美好，生活中处处充满鸟语花香，处处是蓝天白云青山绿水。

培养豁达的心态，就是大度的心态、开朗的心态、包容的心态。"宰相肚里能撑船，将军额头能跑马"就是这个道理。不与人强争是非，不与人斤斤计较，为人处事站得高，看得远，豁然大度，光明磊落，心如明镜，通达知变。凡事看得开，看得宽，看得远，气度不凡，豁然开朗，朋友云集而不散，处事厚道而果断，知足而常乐，豁达而悠然。

培养平和的心态，就是和谐的心态。不与人为敌，心境坦荡，心平气顺。"平"就是平平静静，波澜不兴；"平"就没了高低贵贱，就没了争端是非，没了张扬跋扈，人人都能平起平坐，平和相处。"和"就是和和气气，和和美美；"和"就是没了勾心斗角，没了明枪暗箭，口是心非。心和则气平，人和则事顺，家和则万事兴。

培养积极的心态。积极就是面对工作、问题、困难、挫折、挑战和责任，从正面去想，从积极的一面去想，从可能成功的一面去想，积极采取行动，努力去做。这也就是可能性思维、积极思维、肯定性思维。积极心态，也是一种生活态度，它像阳光般的把生活中的一切当作一种享受的过程。老年人保持积极有为的心态，对于长寿养生有很大帮助。一方面调整心态，老有所为，人才能积极养生；另一方面，通过坚持积极地锻炼、学习、做事，也可以益寿延年。

培养知足的心态。一个人有过多的奢求，必然会经常焦躁、压抑、烦恼、火气大及失望，心理出现不平衡，影响生活质量及健康长寿。高兴是一天，不高兴也是一天。既然这样，为什么不知足而快乐地度过每一天呢？老年人要从实际出发，对自己和他人不苛求。这种和善、平静、知足的心理，使身心与环境长期处于平衡的状态，为幸福健康长寿铺平道路。

培养开放的心态。海纳百川，有容乃大，是开放心态的写照；固步自封，夜郎自大，是封闭心态的结果。开放的心态具有思路多、思路开阔的特点，对提高老年人生活质量大有益处，而封闭的心态表现为思路单一、呆板、狭窄。以老年人的饮食营养为例，"吃好就健康"的观念已经过时，现代饮食营养是重视饮食品种、分量搭配、烹调方法、进食时间、进食环境等各种学问，其目的是达到人体健康所需要的营养平衡。具有开放的心态，就要将思路放宽，要学会创新，从不同的角度思考问题，不能局限于早已养成的老思想、老观念。

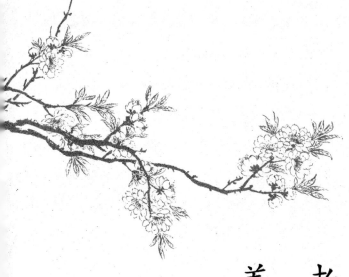

第二章

老年人养生之道

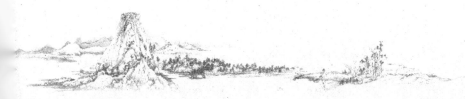

儒家提倡的"修齐治平"的"修"即修身，修身即加强自身修养，这个素质当然还包括身体素质，身体不仅是和平年代人类最大的物质财富，而且是幸福指数的重要内容及成功的基础。下面就老年人如何养生谈谈自己的观点，供老年朋友参考。

第一节　老年心理养生之道

就养生而言，心理因素很重要。研究表明，很多生理疾病是由心理因素引起，所以要将心理、心态放在养生的重要位置。

首先，要做到心态平和。遇到不愉快、生气的事，不要立即大发脾气，或急于行事。发怒通常以鲁莽开始，以后悔结束。遇气怒之事，要先平心静气十分钟或数1000个数；还不行，就延长时间；再不行，就睡一夜后再处理此事。人生没有不输的人、不输的事，最重要的是输事时不能输心，即不能有消极的心理状态，如怨恨、怒气、嫉妒等。要有屡败屡战即不服输的精神，始终保持旺盛精力。遇到挫折失败不灰心丧气，而是寻找原因，研究对策，更加信心百倍地去战胜它，完成它。

其次，对生活报以热情，要热爱生命和生活，对一切保持好奇心。老年人阅历丰富，对一切见得多了，听多了，经历多了，就容易形成思维定势，对新事物失去好奇心，觉得生活只是按部就班，循规蹈矩，失去了趣味。在日复一日的日常生活中很容易觉得枯燥。这个时候，要保持对生活的热情，需要自己主动给生活加一些调剂，比如，听音乐，观舞蹈，看戏剧，或者培养一些个人兴趣爱好，比如布艺、手工、园艺等等。离退休老年朋友一定要学会得乐，学中求乐，与人同乐，自得其乐，助人为乐，知足常乐。人老了，如果还处在忧名、忧利、忧家、忧私状态，难免背上沉重的包袱，压得喘不过气来。一个老年人如整天心绪烦躁，何以能颐养天年？老年人要解脱自己，有一个很好的方法就是学会玩，在玩中取乐。玩的方法和种类很多，可自选、自取，例如可参加与人同乐的集体活动，在团体中找乐趣，与别人共同享受欢乐；也可从事自得其乐的活动，参加远足，行善助人等。只要是健康的活动，老年朋友都可适当参加，只要身体状况许可，老人一定要玩起来，动起来，乐起来。不要排斥新事物，跟着孩子学学电脑、智能手机，不仅可以开阔视野、消磨时间，共同的话题也能拉近两代甚至三代人之间的关系，减少年龄差异造成的代沟。

运动能够帮助减轻心理压力，是保持心理健康的方法之一。适当的运动锻炼，有利于消除疲劳，据说运动流汗，可以在身体上产生内腓肽，而内腓肽是一种可以让人感觉身心愉快，帮助人体恢复活力，所以运动是一个很好的释放压力的方法。

生命在于运动，老年人要注意动静结合，适度锻炼，循序渐进，持之以恒以保持更好的心理健康状态。

以德润身，心宽体胖。仁者寿，仁者乐，仁者福。与人亲善，待人宽厚，容人容事，自然身心愉悦。专家认为，同情与帮助他人可以提高自身的免疫力。如心理健康的长寿老人大多慈祥善良，乐于同情和帮助他人，这种状态十分有利自身的心理健康。

第二节　老年运动养生之道

不要小看运动，运动不仅是一种保健方式，更是一种生活方式、精神状态，同时也体现了一个人的生活品位和毅力意志。那么老年人在运动的过程中需要注意些什么呢？

变走路散步为快走或慢跑。超过一个小时连续的较长时间地快速步行，可增加能量消耗，使体内多余的脂肪得到利用。对于一些出现肥胖倾向的老人来说，可避免"发福"。研究表明，长时间快走可提高肌体代谢率。轻快地步行，可以缓和神经肌紧张，从而达到镇静放松的效果，既有助于安眠，也可以防治神经官能症、情绪抑郁等。高血压患者坚持快走，其舒张压可明显下降，再配合深呼吸，能缓解头痛；散步时仰首望远，有助于调整俯首案头的姿势，可防治颈椎病。坚持走路，还能使心脏受到一定的锻炼，增强心肌功能，改善血液循环，同时促进胃液分泌，能加快营养物质在体内的消化和吸收。所以说，快走就是一种方便的健身活动。

以慢跑代替坐车。上街外出时，如果不是非常远的地方，尽量不坐车，用慢跑代之，或者在天气晴朗空气清新的上午，在公园慢跑40分钟，还可趁机观赏自然景色，人自然会心旷神怡，乏意尽消，但注意不要在饭后剧烈运动。

参加羽毛球、乒乓球、门球类等需要多人配合又不太剧烈的运动。这种集体运动不仅健身，还能健心，能提高幸福指数，让人在运动中感受与他人默契配合的快乐。

另外，老年人要从自身身体情况出发，服老不怕老，要在运动中防受伤和意外。要知进入老年时期的一个重要标志就是身体钙质流失，骨质出现疏松，腿脚不灵便，所有动作都缓慢了下来，但老年朋友更是要通过运动来改善自己的身体状况，这对老年人养生来说也是很重要的。

运动量要适当。老年人应选择动作缓慢柔和、肌肉协调放松、全身得到活动的运动，如太极拳、慢跑等都很合适。因为进入老年以后，人的肌肉有所萎缩，肌肉力量也明显减退，神经系统反应较慢，协调能力降低，对刺激的反应时间延长。老年人好胜心不宜太强，应量力而行。另外，尽量不要做负重训练，因为负重时避免不了要屏气使劲。平时我们的胸膜腔内压力低于大气压，称胸腔负压，这有利于静脉血液流回心脏；而屏气时胸腔内压力骤然升高，使血液回心不畅，心输出量减少，因而脑的血液供应也减少，故易发生头晕、目眩，严重者可发生昏厥。而屏气完毕时，血液骤然大量回心，会使心输出量骤增，血压上升，脑血供猛然增加，易发生脑血管意外。因此老年人运动时一定要注意呼吸顺畅自然，切忌屏气使劲。

避免激烈或长时间竞赛。一些比较激烈的运动竞赛不适宜老年人，如篮球、足球等，一方面由于老年人各器官功能下降，身体协调反应能力和体力均较差，易发生运动损伤；另一方面，激烈的竞赛易使老年人情绪过分激动，容易诱发意外。另外，即使做较为缓和的运动，每次也最好控制在一个小时以内。

做好规划，不宜急于求成。活动量过大或增加快往往是老年人发生意外损伤的原因之一。老年人由于生理功能降低，对体力负荷的适应能力较差，因而在运动时应有较长的适应阶段。30岁以上的人，年龄每增长10岁，对负荷的适应时间约延长40%。因此锻炼时要循序渐进，对一定的运动负荷适应后再慢慢增加活动量，切忌操之过急而使活动量负荷过大。

运动对于老年人养生的重要性不言自明，但在运动方法或技巧的选择上有很多要注意的地方，老年人应多留意，避免适得其反，运动不好反伤身。

第三节　老年工作养生之道

在这里提倡工作养生法，可能会有不少老年朋友持异议，认为我们工作一辈子，好不容易到退休了，需要休息休息了。其实这种观念并非完全正确，一是人类所有的器官都是用进废退，即愈用愈灵、愈闲愈滞，人不工作了，不仅用脑少了，筋骨也活动少了，精力、体力都没有退休前好；二是人具有社会性，退休不工作等于淡出社会，这将大大降低自己的幸福指数；三是人的需求层次中，自我价值实现是人类的最高需求，退后不工作的人自我价值实现度低；四是退休不工作的老人，大部分时间都用于看电视、打麻将等休闲活动，这类活动运动量小，导致老年人久坐不动，是不利于老年人养生的。

老年人通过工作养生有以下几点好处：一是有更多的收入使自己过上更丰富的物质生活；二是工作可使自己的人生更充实，减少退休后产生的空虚失落感；三是工作在一定程度上减缓老年人的智力、体力退化速度。

其实退休后很多老年人还有继续工作的愿望要求，那么在寻求退休后工作的时候，老年人要注意些什么呢？

要认识到退休不是退出工作。现行的退休制度只是让你退出现有的职位或职业，而非不再工作。职业与工作不同，职业是谋生手段，工作是做喜欢的并能发挥潜力的事；职业有收入，工作不一定有收入，如义工或从事你喜欢的不以营利为目的的事，如艺术、研究、学习等；职业一般都是在组织或集团中进行，工作可独自进行；职业时间有限，工作时间无限，可伴你终身。

故退休后老年人找工作可以从以下几方面考虑：一是在原单位发挥余热，尤其是技术骨干、专家、学者、教授等具有一定专业能力和技术的人才；二是利用自己的一技之长开发新工作；三是做志愿者或者义工，为社会奉献余热，为更多的人提供帮助；四是做自己喜欢的工作，每个人都有自己喜欢的事，趁退休后尤其是刚退休时精力体力还都较好的情况下，赶紧去做。

第四节　老年爱好养生之道

业余爱好是最好的养生方法之一，天天做自己感兴趣的事，不仅可以增加幸福感，这种幸福感还可促进身心健康。

通过种花、种草、种菜、培植果树等一系列活动能够陶冶人的性情，使人平和泰然。当人置身于亲手种植的姹紫嫣红的花丛中时，目睹葱茏的翠绿色时，浇水、施肥、松土之时，心情会得到极大的安抚和放松。园艺不仅使人赏心悦目，而且还能让人活动筋骨。尤其是养花，养花不仅可以供人欣赏、美化环境，而且很多植物的香气还能起到净化空气的作用。同时，鲜花释放的芳香，通过人的嗅觉神经传入大脑后，令人气顺意畅、血脉调和。对于养花人来说，看着经自己精心培育的花草，枝繁叶茂、鲜花吐艳，可以体验到收获之乐，增加满足感。

老年人还可以学习书画来修身养性。首先，书法与太极拳有相通之处，与气功有异曲同工之效。"一管在手，万念俱消"。书画创作时，需凝神专注，心平气静，摒除杂念，一心关注一笔一划的效果。当心中郁闷时，它能使人转移注意力；顿生狂喜时，又能让人头脑冷静。书画家特别是山水画家，大多处世乐观，为人豁达，心胸开阔。这得益于他们在书画间挥毫泼墨、壮游万里的坦荡胸襟和超然的态度。其次，在作品完成之后，人的创作欲得到满足，喜悦之情油然而生，赏心悦目的良性刺激，对身心健康不啻是一服活化剂。艺术以情动人，创作者和观赏者通过对作品的推理、联想等思维活动，伴随着艺术形式对于感官的刺激，触发情感，产生双重的心理保健效果。

摄影这个兴趣不仅能帮助我们留住瞬间的美，还具有养生功用。凡摄影一是常让人置身山水郊野等自然环境之中且人大多兴趣盎然，这最利养生；二是常让人在发现美、享受美、留住美、创造美的兴奋愉悦中，保持好心情；三是常使人学习新知识，如地域温度气候、动植物知识、美学知识、摄影技术知识、相机使用维修知识等等；四是摄影常使人有成就感，帮助人们满足自我实现的需求。总之，摄影对老人养生有极大的好处。不过，专业摄影器材一般较为昂贵，老年人不宜对器材要求过于苛刻，投入过多，要重过程大于重形式。最重要的还是体会其中的乐趣，只要用心，无论使用什么样的照相机，都可以拍出精彩绝伦的照片。

音乐对人心理的影响可直接而迅速地表现出来，它对生理的影响，如心率、血压、血流状况、胃肠蠕动等的变化也显而易见。一曲节奏明快、悦耳动听的乐曲会拂去人心中的不快，让人乐而忘忧。一曲威武雄壮、高昂激越的乐曲，可使人热血沸腾、激情满怀，产生积极向上的力量。而一哀怨缠绵的乐曲，会令人愁肠百结、伤心落泪。因而老年人欣赏音乐，应该选择那些曲调优美、节奏轻快舒缓的音乐，达到消乏、怡情、养性的目的。老年人音乐养生参考以下几点：一是先学点音乐知识，读些音乐普及书，交些懂音乐的朋友；二是上音乐培训班或老年大学音乐课；三是最好学一样乐器，亲自动手参与更能体会其中意味。

唱歌跳舞也是极好的养生方法。唱歌对肺部、呼吸道等身心都大有好处，跳舞可以让人获得体力锻炼。研究表明，即使交谊舞中的慢步舞，其能量消耗为人处于安静状态下的3~4倍。另外，跳舞时，舞蹈者要与音乐协调，必须要全神贯注，集中于音乐、舞步中，加之轻松愉快的音乐伴奏和灯光衬托，整个过程也是一种美的享受，能让人陶醉其中。不过，老年人跳舞要适度，以交谊舞和动作简单的中老年迪斯科为宜，不要跳节奏太快、动作幅度过大的舞蹈。同时也要掌握时间，一次跳舞的时间不要太长。

"善弈者长寿"是中国古代医学家作出的结论。一是下棋时全神贯注，意守棋局，杂念尽消，使大脑摆脱忧愁繁杂的困扰。二是下棋得多动脑，提高大脑的思维能力，有预防老年失智症的作用。此外，以棋会友，可促进老年人际交往和人际关系的改善，不失为开展社交活动的好办法。

放风筝也是一项简单易行、娱乐性强的利于老年人养生的方法。古人认为，放风筝时迎天顺气，拉线凝神，随风送病，百病皆除。尤其是和孙辈一道，放眼高处随风飘摇的风筝，聆听孩子的笑声，会让老年人顿感童心焕发，忧愁尽除。

第五节　老年交友养生之道

有报道称，健康与长寿的秘诀之一就是建立良好的社交网络。交友广泛的人更容易获得别人的理解与支持，与朋友之间的感情交流能够帮助人排解忧愁，避免孤独，获得更多的快乐。而快乐的心情对人体保持健康大有益处。

此外，人的情绪都是需要出口的，老年人也不例外。如果老年人每天只有老伴作为唯一的陪伴，就会倾向于对老伴要求过高，把老伴当作自己情绪唯一的出口，激化家庭矛盾。这时候，如果老年人能有一些朋友整天说说笑笑，相当于分散了老人的心理需求，对老伴的苛求自然就会减少，夫妻关系也就会变好。

另外，多交朋友还可以丰富老年人的退休生活，使他们活得有朝气。把自己的晚年生活弄得多姿多彩，心情自然就会好，跟老伴也会有更多话可说。

那么，老年人在交友时有什么要注意的呢？老年人需要交益友，不交损友。益友有三：友直，友谅，友多闻。交一些能够理解自己、支持自己、胸怀大度的朋友，经常互相走访，对于活跃晚年生活、和谐夫妻关系都有好处。而一些到处传闲话、只知索取不知付出的朋友，会破坏你的心情，搅乱你的生活，不如不交，故古人有"交友须胜己，不如宁可无"之说。

老年人经常和朋友在一起聊天交流，不仅是缓解老年孤独、空虚的良方，而且也是完善老年人知识的一条途径。再之，多一个朋友，就是让老人们多了一个感情宣泄和交流的对象，多了一个如何处理好夫妻关系和人际关系的学习对象，也使老年生活丰富多彩、兴趣盎然。专家还建议，老年人要保持年轻的心态，还要多交一些"忘年交"，与年轻人交朋友，能够互相学习，做到优势互补，还能为老年人的内心世界注入青春活力。

第六节 老年旅游养生之道

旅游是一种人们乐于接受，又有益身心健康的综合性娱乐活动，可以使人饱览大自然的锦绣风光和感受人文景观中蕴含的历史、文化、民俗等，让人获得精神上的享受。另外，当人置身于美丽的风景中，呼吸清新的空气，更容易获得放松。老年人通过旅游养生要注意以下几点。

四季不同，选择适宜老年人的季节出行。对身体健壮、适应性强的年轻人来说，一年四季都是旅游的好时光，即使在寒冬腊月，也可踏雪赏梅，领略那红妆素裹的自然景色，但对体质稍弱的老年人来说，就不能随心所欲了。寒冷的天气不宜出游，一是冰雪天气地面较滑，老年人的身体协调能力和反应能力较差，容易摔倒，而且老年人易患骨质疏松，摔倒后易骨折且康复较慢；二是天气较冷时，身体抵抗力较弱的老年人容易受凉感冒，或激发原有疾病导致恶化，对健康情况的稳定十分不利。初夏或夏末比较适宜旅游，天气较为凉爽，冷热适中，衣着较少，可以轻装出门，只是夏季天气变化较大，阴晴不定，应随身带伞，避免淋雨。另外，夏季最热的两个月不适合出游，持续的高温容易引起中暑，而中暑还可能引发心脏病等其他疾病。夏季蚊虫较多，日晒严重，要随身携带好驱蚊用品和防晒用品。最佳的旅游时间是春秋两季，春暖花开和桂花飘香的时节最适宜老年人旅游。

选择适宜的景点，不为挑战只为欣赏。我国地域广大，山川秀丽，拥有众多名山秀水，但是对于老年人来说，宜少游山，多玩水，多游古典园林，因为游山免不了要登高涉险，老年人的腿脚毕竟不如年轻人利索。若游古典园林，赏玩湖光水色，便无攀登之劳。如可游玩浙江的西湖、无锡的太湖、苏州的古典园林等，这些迷人的景色同样赏心悦目，美不胜收。除险峻的高山以外，还有一些需要量力而行的景点，如西藏，地处平均海拔4000千米以上的青藏高原，一般人很难适应这样的海拔高度，会出现头痛、失眠、食欲减退、疲倦、呼吸困难等高原反应，对于体质较弱的人来说甚至可能有生命危险。

尽量不单独行动。有的老人不服老，独自旅行，做浪迹天涯独行客，精神可佳，但体力已随年龄增大而日渐衰退，这也是自然规律。老年人旅游宜结伴而行，最好队伍里有几个体力较好的年轻人同行，这样彼此之间可以有个照应，在老年人体力不支或出现意外情况时，年轻人可以迅速做出反应，及时寻求帮助。

有备无患，出行前准备好旅行必备品。首先要准备一些必要的药品，一是有针对性地携带一些老年人日常服用的防治慢性病的药，如患有高血压、糖尿病、冠心病者，出游时尽管无症状表现，但也要准备一些；二是要带一些防止晕车、晕船和止泻、消炎或通便药。老年人肠胃功能一般较弱，出门在外，生活习惯有所改变，容易引起便秘，也可因水土不服或饮食不适应而出现腹泻。此外，还要带一些伤湿止痛膏、酒精、药棉、红药水之类物品。其次，衣物要准备充足，做好防暑防寒工作。春秋季节，天气的变化大、昼夜温差大，尤其是春季，俗话说，春天好似孩儿脸，一日变三变。所以需要多带些轻便、保暖的衣服，便于增减和替换。远足旅行要穿适足、松软、透气的鞋，最好的是运动鞋，女士尽量不要穿高跟鞋，以免崴脚摔倒或带来其他不适。另外，临行前要关注旅行目的地的气候变化，我国国土广袤，南北气候不尽相同，四季因地而异，旅行前既要准备在出发地需要穿的衣服，更要准备到达目的地以后需要穿的衣服。比如隆冬时节，如果生活在北方地区的人想要去海南岛旅行，则出发时要穿棉衣或羽绒服，但到达热带季风气候的海南岛以后则只要换成衬衫加一件薄外套就可以了。

　　劳逸结合，掌握好旅行时间。随着旅游业逐渐成熟，各种旅行团推出了适合不同人群不同时间需求的旅行套餐，有一日游、三日游、一周游以及更长的深度游等等，让人眼花缭乱。对于老年人来说，体力精力有限，不宜长时间处于奔波疲劳中，无论是随团旅行还是自助游，规划的时间都不宜过长，一般以一星期以内为宜。旅行时间过长，体力消耗过多，会给老年人身体带来负担，容易因疲劳而引发一些疾病，就是俗话说的"累着了"，反而对身体健康不利。另外，一天之内的安排也不要过满，不能为省钱或省时间而贪多，要安排出休息的时间恢复体力。

　　此外，旅游途中还应妥善保管好钱物，注意饮食卫生，睡眠时间充足等。

第七节　老年读书养生之道

　　读书可使老人更健康。人在阅读时各种生理指标都处在最好的状态，因为一个人聚精会神地沉入书的世界里时，可以排除心中的杂念，从而获得一种积极的身体放松和精神享受，并能活跃大脑。所以古人说"书卷乃养生第一妙物"是有道理的。

　　自古有"相由心生""美在书卷气"之说。因好读书的人知书达理、心情好、心态好、忧愁少，故而容貌气色也好于不读书之人。读书体味得深的人，一定是精力高度集中的人，人世间的杂事、琐事和烦心的事都被抛在九霄云外，唯一吸引他的，是书中所体现出的那种境界，这境界构成了对外物的排拒力，于是他才得以守候自己的内心世界，生活一天比一天充实、丰沛，生活更加有序。如此读书就有滋有味，振奋精神，神乐心安，能不延年益寿吗？

常言说：脑子越用越灵，镜子越擦越亮。众所周之，生命在于运动，而脑筋是否灵活，也在于运用，但这一点却被一些老年人忽视了。勤于用脑，不断进行思维活动，不仅可以延缓脑细胞的衰老，而且可以使老年人保持良好的思考能力，这既是延年益寿的保健措施，也是开发老年智力的重要方法。宋代著名诗人陆游说得好："读书有味身忘老。"他爱读书，一生手不离书，高寿到85岁。在现实生活中，人们不难看到，勤于读书、勤于用脑的老年人，大多数是长寿的。

读书可提高老年人的幸福感。读好书不仅是对心灵的滋养、对精神的洗浴，而且还可使人生活充实、精神愉悦、自我感觉良好。另外，读书使人明理，可减少矛盾、忧愁、烦恼。

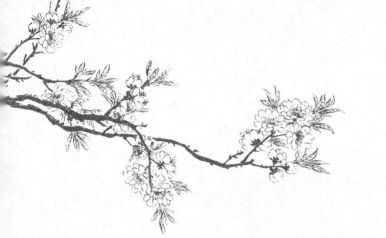

第四章

老年人的膳食营养

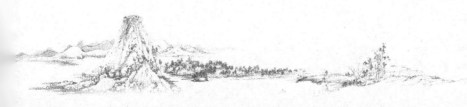

人进入老年期后，随着年龄增长，机体的生理功能将发生渐进性衰退，导致基础代谢率降低，生理功能减退，消化系统的调节适应能力也在下降。这一系列的生理变化，势必使老年人对膳食的需求也发生相应的变化，表现出一定的特殊性。而只有考虑到这种特殊性，并相应地进行饮食方面的安排，才能合理、科学地让老年人获取到足够的营养，并通过改善营养以增强老年人体质，防止老年性疾病，达到延年益寿之效。

第一节　老年人应具备的基本膳食营养知识

一、老年人的饮食标准

世界卫生组织营养专家小组根据老年人的生理特点，制定了老年人的饮食标准。标准规定，老年人摄入的脂肪应占膳食总量的 15%~30%，其中有饱和脂肪酸和多链不饱和脂肪酸；摄入的蛋白质应占膳食热量的 10%~15%，其余能量的 80%~90% 来自脂肪、碳水化合物等；老年人应适量补充微量元素锌；摄入的游离糖下限为零，上限为 10%（主要指甜菜、甘蔗中最小的精炼的游离糖，不包括水果、蔬菜、牛奶中所含的糖分）；每日应摄入非淀粉多糖类的纤维 16~24克；食盐上限每日 6 克，下限为零；每日摄入胆固醇上限为300 毫克，下限为零。

二、老人每天吃多少食物合适

根据2013年出炉的《中国老年人健康指南》，一个60~70公斤体重，从事轻体力活动的老年人，每人每天应摄入1~2两粗粮；6两到1斤2种以上新鲜蔬菜（深色蔬菜最好占一半以上）；1~2种水果；1~2两肉类（尽量选择瘦肉）；1.5~2两水产品（有条件者可以多选择一些海鱼和虾类）；1个鸡蛋。每天平均饮奶300ml（高血脂和超重肥胖倾向者应选择低脂、脱脂奶）；30~50克大豆或相当量的豆制品。

三、老年人膳食之不能少

无机盐和微量元素不能少。无机盐是指人体中除了碳、氢、氧、氮之外的各种元素。其中含量较多的有钙、磷、钾、钠、镁、硫、氯等7种元素，其次还有铁、氟、硒、锌、铬、铜、碘等必需的微量元素。对老年人来说，最不能少的微量元素是钙、铁、锌、铬。老人对钙摄入不足，会导致骨质疏松、高血压、动脉硬化。钙含量丰富的食物主要有虾皮、芝麻酱、牛奶、小鱼和海带，圆白菜、芥菜、萝卜等青菜中也含有丰富的钙。老年人对铁摄入不足会引起疲倦无力、反应迟钝、记忆力降低，严重的还会导致缺铁性贫血。海带、芝麻酱、猪肝、河蟹中铁含量丰富。老年人如果对锌摄入不足会使味觉、嗅觉降低，食欲减退，免疫功能障碍，创伤不易愈合，性机能减退，还可能引起贫血。所以，老年人每天摄锌量以不少于 10~15mg 为宜。瘦肉、家禽和鱼等动物性食品，奶制品、鸡蛋，以及某些植物性食品，如豆角和谷类是锌的主要来源。铬是胰岛素的辅助因子，能激活胰岛素，降低血清胆固醇。缺乏铬会使老年人出现糖尿。铬主要存在于某些香料，如黑胡椒，以及肉、牛奶、水果和谷物中。

维生素不能少。维生素 A、D、E、B1、B2、B6、C，对老年人来说都是必不可少的。维生素 A 可维持上皮组织的结构完整，缺乏它就会患夜盲症和干眼病。它主要来自肝、蛋黄、鱼肝油、乳及乳制品。维生素 D 是调节钙磷代谢，促进钙磷吸收，维持钙化的重要成分，缺乏它就会引起骨质软化症。它主要来自动物肝、蛋黄、鱼肝油等。维生素 E 与肌肉细胞营养、营养性巨红细胞贫血等有关，此外还有抗氧化作用。它主要来自植物油、绿色植物及胚芽等。维生素 B 与老人易罹患的心血管疾病、肾脏病、白内障、脑部功能退化（认知、记忆力）及精神健康等都有相当密切的关联。无论生病、服药或是手术过后，都会造成维生素 B 大量流失，因此对于患病的老年人来说，需要特别注意补充维生素 B。维生素 B1 参加糖代谢和生物氧化，抑制胆碱酯酶活性，与神经功能活动有关，缺乏它会引起脚气病及胃肠道功能障碍。它主要来自酵母、豆、谷物、瘦肉等。维生素 B2 即核黄素，参加生物氧化，缺乏它会引起口角炎、舌炎、唇炎及结膜炎等。它主要来自酵母、蛋、绿叶蔬菜、豆及豆制品。维生素 B6 主要生理功能是蛋白质代谢和血红素合成必需的辅酶。它主要来自酵母、蛋黄、动物肝及红辣椒、谷类。维生素 B12 促进红细胞生成，缺乏它会引起巨红细胞性贫血。它主要来自动物肝、肾、肉等。维生素 C 与细胞间质形成有关，参与氧化还原反应，有解毒作用，缺乏它会引起坏血病。它主要来自新鲜蔬菜、水果、枣及茶叶等。钾主要存在于细胞内液，老年人分解代谢常大于合成代谢，细胞内液减少，体钾含量常减少。所以应保证膳食中钾的供给量，每日供给3~5克即可满足需要。瘦肉、豆类和蔬菜富含钾。

水不能少。饮水量过少，不利于人体新陈代谢和体内废物的及时排除，容易产生疾病。对于中老年人来说，体内缺水还容易导致血液黏稠度增加，诱发心脑血管的堵塞。老年人的结肠、直肠的肌肉萎缩，排便能力较差，再加上肠道中黏液分泌减少，以致大便容易秘结。因此，充足的饮水，对于中老年人的健康尤为重要。但是中老年人，尤其是高龄者，体内的口渴反射迟钝，因此不能单凭口渴感觉来饮水，必须定时饮水，并且注意要均匀，不要一次狂饮，导致心、肾脏负担过重。一般认为饮水量每天应控制在2000ml以下，若过度饮水会增加心、肾负担而不利于健康。

纤维素不能少。植物性食物含有较多的纤维素。它的功用是促进肠道蠕动，增加消化液分泌，从而有利于防止便秘及减少有害物质的积留与吸收；纤维素还具有抗癌作用，对有习惯性便秘的老人，多吃含纤维素多的食物如新鲜蔬菜、水果等是特别重要的。

水果不能少。水果是常被老年人忽略的食物，适当多吃些水果，可起到润肠、助消化、防便秘等作用。一般情况下，像苹果、葡萄、菠萝、木瓜、橄榄等属性平和的水果，和香蕉、西瓜、水蜜桃、木瓜、芒果、猕猴桃等质地软的水果都很适合老年人食用。但是老人吃水果也不能太随意，体质偏寒的老年人，在吃水果时应选择温热性的。此类水果包括橘子、猕猴桃、荔枝、石榴、栗子、樱桃、椰子等。相反，实热体质的老年人产生热量多，经常脸红赤、口渴舌燥、便秘。这样的老人要多吃寒凉性的水果，如梨、西瓜、香蕉、芒果、西红柿、甜瓜、柚子等。

四、老年人膳食之不能贪

不贪饱。俗语说：过食伤身；少吃多滋味，多吃坏胃肠；若要身体好，吃饭不过饱。这些话是很有道理的。老年人消化能力减弱，胃肠适应能力较差，暴饮暴食不但会增加胃肠的消化吸收负担，造成消化不良，还会诱发或加重心脑血管疾病，发生猝死。因此，对于中老年人而言，节制饮食是延年益寿的主要法宝之一，尤其是晚饭更要注意少吃。

不贪咸。味觉不敏感的老年人吃东西时常觉得索然无味，所以喜欢吃口味重的食物，特别是觉得偏咸的食物吃起来才有味道、才香。但是，盐是高血压的诱发剂。盐具有吸收水分的作用，多盐必定会造成其在人体内吸收的水分增多，这样容易使肾脏负担增加，常见的是水肿症状加重，血管周围组织的水分因此进入血管，使血液总量增加，不但增加了心脏的负担，还会使血压居高不下，容易引发其他疾病。可见，对于老年人来说，更不可吃得过咸，以免引起水肿和加重心肾负担；同时贪咸也不利于预防高血压和中风等病症。

不贪杯。适量饮酒对老年人的身体有一定的益处，可以起到舒筋通络、活血化瘀的效果，但是饮酒过量的话，就容易对身体造成伤害了。特别是老年人，不能贪杯。原因之一，大量的酒精会刺激食道和胃黏膜，引起充血，并导致食道发炎、胃炎和胃溃疡。酒精的代谢主要在肝脏进行，90%~95%的酒精都通过肝脏代谢，而老年人的肝脏处于衰退期，大都患有脂肪肝，贪杯会加重对肝脏的损害，使肝细胞渐渐失去解毒能力，形成肝炎，并易由此发展成肝癌。原因之二，大量酒精的长期刺激可以使心脏发生脂肪变性，降低心脏的弹性和收缩力，影响其正常机能。长期饮酒可使血液中脂质沉积在血管壁上，形成动脉粥样硬化，给心脏带来威胁，有高血压的老年人，酒后脑溢血的危险更大。原因之三，酒精还会造成体内 B 族维生素的缺乏，例如维生素 B1 缺乏症，会抑制消化液的分泌，影响胃肠正常蠕动，使人食欲不振、情绪不稳定、身体疲劳、肌肉酸痛。原因之四，酒精作用于大脑皮质，继而影响皮质下中枢和小脑活动，使人出现步态蹒跚，走路不稳，动作笨拙，加大了老年人跌倒的风险，而跌倒除了导致老年人受伤外，还会导致残疾甚至死亡。

不贪精。因老年人胃肠功能减弱，牙齿不好，既要选择易消化的食物，以保证其消化吸收，又要注意不过多食用精加工食品，因为大量的营养物质是存在于粮食表面下的糊粉层和胚芽之中，过细的研制会导致许多营养物质，特别是大量维生素、矿物质和膳食纤维的丢失。而适当选食粗粮和糙米，不仅可以充分发挥老年人牙齿的咀嚼功能，增强牙周组织的抗病能力，保持牙齿的稳固，还可以延缓牙齿和牙周组织的衰老过程。此外，由于粗粮和糙米制品容易使人产生饱腹感，因而可以有效地帮助老年人避免各类营养素的过多摄入。而且，粗粮中含有大量的纤维素，又可增加人体对食物消化吸收后的废弃物体积，使之较快地排出体外，从而降低了各类毒素侵害机体的可能性。同时糙米胚芽中含有的维生素 E 是天然的抗氧化剂，有利于维持人体细胞膜的正常功能，从而延缓机体老化的过程。粗粮富含膳食纤维特别是可溶性膳食纤维，有改善血糖、血脂代谢的作用，对预防老年人多发的心脑血管病、糖尿病、癌症都有好处。

不贪凉。冷饮对于青年人来说，只是对消化系统有些不良刺激，而对于中老年人就不同了。由于心脏正好位于食道和胃的后上方，大量的冷饮可导致心血管的痉挛，诱发心绞痛，甚至导致心肌梗死。高血压、冠心病和动脉硬化的患者如果不忌食冷饮甚或大量食用冷饮，会由于冷而突然刺激胃肠道，使血管收缩、血压升高，加重病情，并容易诱发脑溢血。这在临床上并不少见。另外，老年人钙流失严重，缺钙患者较多。冷饮中的香精、香料、柠檬酸与体内的钙离子结合后，会使得血液中游离的钙减少，影响儿童骨骼和牙齿的发育。对于老年人来说，则将会诱发缺钙性抽搐、骨折、肌肉疼痛及疲劳等。因此，中老年人夏季吃雪糕、冰淇淋时，要有意识地节制，刚从冰箱拿出的西瓜、汽水、啤酒等，也要稍微放一会儿再吃，以免对心脏产生不良刺激。

五、老年人膳食的误区

一日三餐，没有胃口也要吃。虽说出于健康的考虑，人的一日三餐要规律，但老年人由于胃肠功能的减弱，加之有时候身体略有不适，或精神情绪方面的原因，会导致偶尔没有胃口，不想吃饭的情况。遇到这种情况，只要老人没有明显的不适就不用太过紧张。特别是老人生气之后，更不要勉强老人进食，以免食后引发胃肠不适，加重胃纳呆滞，甚至导致更严重的身体疾患。

不吃肉更有利于身体健康。老年人确实不宜多吃肉，因为肉中含有较多的脂肪，容易使老人发胖，同时也不容易消化，这对消化功能减弱的老年人来说很不利，尤其对患有高血脂、动脉粥样硬化、冠心病的老人，更需注意少吃肉。但是，许多长期不吃肉的老人会出现食欲不振的情况，甚至会出现头发早白、牙齿脱落和骨质疏松等现象。这是因为老年人的身体长时期地处于低胆固醇的状态下，身体不能进行正常的新陈代谢。可见，完全不吃肉也不利于身体健康，因为肉是人体优质蛋白质和必需脂肪酸的主要来源，蛋白质与脂肪、碳水化合物一样，都是人体内不可或缺的营养素。经常性地少食用一点经过较长时间煮炖后的各种肉类，对老年人的身体是有益处的。也可以将肥肉炼成猪大油，每次少提取一点点，与素油一同炒菜吃。因为猪大油中含有一种有益健康的营养物质，可以预防冠心病和心血管疾病。

喝粥养胃。老年人患牙病者多，牙齿缺损者常见，有的老人因咀嚼功能不好而长年吃粥，也有少数讲究药膳的人用吃药粥作为对疾病的辅助治疗。粥确实容易消化，有利于调养肠胃，特别是因为粥中含有大量水分，可有效防止便秘，对老年人有一定好处。但是，粥因其可直接吞咽而少咀嚼，大大减少了唾液、胃液、胆汁这些消化液的分泌，会导致老年人的胃动力变得更差；如果吃粥的量过多，难以很快排空，还会使老年人感到胃部不适；以同样体积的粥和米饭相比，粥所含的米粒少得多，其营养也相应更少，一碗稀饭无非是两口米饭的营养。如果长期吃粥，得到的总热量和营养物质不够人体的生理需要，难免入不敷出。所以，吃粥和吃药粥虽是养生一法，但不是人人皆宜，也不宜长期作为主食，除非是身体很虚弱不能进其他主食，或是因治病所需。老年人患牙病应积极治疗，视情况镶牙补牙。饭不妨烧得烂些，也可吃面条，长期只吃粥并不适宜。

糖尿病患者吃主食越少越好。大米等主食中虽含糖较高，但不是吃越少就越好。对"糖友"而言，摄入食物的总能量不能超标，但主食应该占一定比例。如果过多摄入含蛋白质、脂肪等营养素的食物，即使不吃主食，也不符合病人的饮食标准。主食的主要成分是碳水化合物，脂肪代谢需要碳水化合物的参与，如果过少吃或不吃主食，脂肪的代谢就要受到影响，在体内产生酮体，严重时可引起酸中毒等一系列问题。还有个误区是认为糖尿病人多吃粗粮好，其实科学的方法应是粗细搭配，保持摄入总能量不变。因粗粮和细粮都是粮食，如果不控制总量，一味多吃粗粮同样会造成能量过剩、血糖超标。细粮里维生素、矿物质等微量营养素含量比粗粮少，但是易消化吸收；粗粮中的微量营养素虽然损失少，但由于其所含有的膳食纤维会影响吸收，所以，我们强调吃粗粮要适量，粗细搭配，而不是一味强调只吃粗粮，放弃细粮。

骨头汤能补钙。人的年龄越大，钙质的流失越多，因而，一般家庭往往喜欢用骨头汤来给老年人补钙。人们普遍认为，骨头的主要含量是钙质，那么骨头汤一定富含钙。其实，这是一个误区。虽然骨头汤的营养价值很丰富，但是骨头中的钙质很难被溶解到汤中，即便加醋熬汤使骨头汤中的钙有所增加，但钙含量仍然较低。按照中国营养学会提供的营养素参考摄入量的要求，一个人每天需要800~1000毫克的钙，如果光靠喝骨头汤补钙的话，一个人一天大约要喝400碗骨头汤才能满足人体对钙的需求。况且骨头汤中油脂也高，偶尔喝点可以，但长期或过多喝骨头汤，不仅易导致肥胖，还可能影响胃肠消化，对吸收钙质和其他营养也不利。

补钙不怕多。由于老年人容易钙流失，因此，许多老人误认为补钙多多益善，钙补得越多，吸收得也越多，骨骼就越强健。其实不是这样的。通常，年龄在60岁以上的老年人，每天需要摄入800毫克的钙，过量补钙并不是在囤积"骨本"，反而会引起并发症，危害老人健康。钙被人体吸收的过程是这样的：钙经胃肠吸收，进入血液，形成血钙（即存在于血液中的钙），再通过复杂的过程将钙固化到骨骼上。血液中钙的含量必须保持在一定水平，过多或过少都不行。过量补钙，血液中血钙含量过高，可导致高钙血症，并会引起并发症，比如肾结石、血管钙化等。

不甜的水果含糖量就低。很多老年人，特别是患有糖尿病的老年人，对糖分的摄取都很注意，因此在选择水果时也都注意避开甜的水果，而选择比较酸的或不太甜的，认为不甜的水果含糖量肯定就少。这其实走入了一个误区，水果口感不甜，含糖量却未必少。判断水果里糖有多少，光靠口感是不靠谱的。因为甜度不但与含糖量高低有关，还与所含糖的种类（例如果糖比蔗糖甜）、水果的其他味道（如酸度、涩度等）有关。水果中的糖其实是指所含碳水化合物的总量，判断是否高糖，应从其所含碳水化合物的量来看。有些吃起来不太甜的水果，比如火龙果和猕猴桃，口感比较平和，似乎含糖量不高。但数据显示，每100克火龙果中含有碳水化合物 13.3 克；反而吃起来感觉很甜的西瓜，其每 100 克中含有碳水化合物却仅为 5.8 克。而口感更酸的猕猴桃，每 100 克中含有碳水化合物更高达 14.5 克。按碳水化合物总量计算，火龙果和猕猴桃都算得上是真正的"高糖"水果。吃的时候感觉甜味没那么重，是因为这类水果中所含的碳水化合物中，有相当一部分不是葡萄糖和果糖，人们尝不出甜味，就往往会掉入味觉陷阱，以为不甜的水果含糖就低。同样，口感较酸含糖量却较高的水果还有苹果、杏、橙子、柚子、杨梅、石榴等。

第二节　老年人四季营养指南

四季不同，人对营养的要求也不同。"天人相应"学说是古代顺应自然、合理饮食的理论基础，古代养生专家就有"智者之养生，必顺四时而适寒暑"的观点。也就是说，我们的各种活动都应跟随季节的变化有相应的变换和调节，老人的饮食也是如此，应根据"春生、夏长、秋收、冬藏"的规律，在不同的季节遵循不同的食养原则。另外，孔子在《论语·乡党》中也有所谓"不时不食"之说，说白了，就是不吃不是时令的东西。虽然现在人工培育技术已经让果蔬没有季节性，让动物的成熟期缩短，但就营养成分和风味而言，还是"顺时"为好。只有在阳光下自然生长的瓜果梨桃，只有按照生物正常周期成长的鸡鸭鱼肉才是最营养最健康的。而且当季的食物更顺应整个生态系统的规律。比如，西瓜性寒，适合夏天暑热难耐时候吃，本来也只有最热的时候才产西瓜；而当天气转凉后，甚至冬天围着火炉吃西瓜，则非常有损人体的阳气。

既然大自然在不同的季节给人提供不同的食物，那人们，特别是老年人就应该顺应自然，一年四季根据时令安排合理的膳食。

一、老年人春季膳食原则

春为四时之首，万象更新，万物生发，天气由寒转暖，自然界生机勃勃，人体新陈代谢也开始旺盛。老年人春季的膳食要根据春令之气生发舒展的特点，宣导春阳之气，以保障人体正常的新陈代谢。

春季，老人易上火，小便赤黄、便秘、舌苔发黄，肝火上升会使肺阴更虚。因此，春季老人饮食宜清淡，可多吃一些当令的新鲜蔬菜，如春笋、菠菜、荠菜、芹菜、马兰菜等早春蔬菜。另外，可用鸭梨、荸荠去皮煮水喝，以清热、润肺；胃肠消化功能差的，可吃些萝卜，以理气、化痰、和胃；还可用橘子皮煮水喝，可化痰止渴。春季乍暖还寒，气温变化比较大，膳食营养构成中可以包含一定的高热量食物。除谷类制品外，还应吃些黄豆、花生、芝麻、核桃等食物为好；老人还需要补充优质蛋白质，鸡蛋、鱼、牛奶、虾、鸡肉、兔肉和豆制品等也不可或缺。上述食物中含有丰富的蛋氨酸，而蛋氨酸具有增强人体耐寒能力的功能。早春过后，细菌、病毒等微生物开始繁殖，为抵抗疾病，增强体质，老年人在饮食上还应特别注意摄取足够的维生素和无机盐，而这些物质在水果和新鲜蔬菜中含量最多。

清热助阳，春芽易多尝。春季里所有的植物都生发出鲜绿的嫩芽，可以食用的春芽有很多，如香椿、豆芽、蒜苗、豆苗、莴苣等。春芽也有着清热解毒的功效。春笋味道清淡鲜嫩，营养丰富，含有充足的水分、丰富的植物蛋白以及钙、磷、铁等人体必需的营养成分和微量元素，特别是纤维素含量很高，常食有帮助消化、防止便秘的功能。菠菜是一年四季都有的蔬菜，但以春季为佳，而且菠菜有清热除烦，解渴，通便等功效。但是体虚便溏者不宜多食，肾炎和肾结石患者亦不宜食用。春天还可以选择胡萝卜等富含胡萝卜素的蔬菜，增加维生素 A，以保持皮肤和呼吸道与胃肠消化道的湿润，不受细菌、病毒侵入。春天的天气变幻无常，天气乍寒还暖的。所以人体需要保养阳气，而韭菜最宜养人体之阳气。韭菜含有挥发油、蛋白质、脂肪和多种维生素等营养成分，有健胃、提神、强肾等功效。其他益于老年人春季食用的蔬菜还有辣椒、青椒、彩椒、洋葱、西兰花、甜豆、豌豆、芹菜、荠菜、大蒜、油菜、大葱、荸荠、马兰头、瓠瓜、马齿苋等。

补水润燥，瓜果最有效。春天天气干燥，身体容易丢失水分，所以可以多吃一些水分多的水果，比如梨。梨因其鲜嫩多汁，酸甜适口，所以又有"天然矿泉水"之称。而且据中医古籍记载，梨味甘、微酸，性凉，有生津止渴、宽胸除烦、滋阴降火、泻热化痰、润肺止咳诸功效。春天容易上火，所以不宜多吃温热性的水果。樱桃被称为是"春果第一枝"，春食樱桃可发汗、益气、祛风及透疹。但需注意的是，樱桃属火，不可多食，身体阴虚火旺应忌食或少食。如果吃不了樱桃，也可以选择草莓，食用草莓可以达到润肺、健脾、补血、益气的作用，草莓对老人而言，是滋补的佳品。但脾胃虚寒，肺寒咳嗽的人不宜过多吃草莓。春天天气变幻无常，是很容易引发感冒的一个季节，老人可以选择食用有益于防治感冒的苹果。苹果能使人体抗病组织产生一种热能，同时所含的特殊物质抗感冒因子直接抵抗感冒病毒，加速康复。其他益于老年人春季吃的水果还有番石榴、枇杷、桑葚等。

甘温营养，吃鱼正当时。春天，鱼儿经过一个冬天的潜伏，纷纷外出活动，大量进食；春天的鱼儿，都处在产卵期，体内积蓄了大量的营养物质，身体肥硕而坚实，其体内各种氨基酸含量增多且含量均衡，不仅异常肥嫩，而且营养价值很高，因此，春天是吃鱼的最佳时机。鲫鱼是春季老年人食补的佳品。鲫鱼的特点是营养素全面，含糖分多，脂肪少，含有丰富的蛋白质、多种维生素、微量元素及人体所必需的氨基酸，所以吃起来既鲜嫩又不肥腻。老年人常吃鲫鱼不仅能补充营养，还有助于降血压和降血脂，使人延年益寿。春季吃黄花鱼可开胃助睡眠。老年人春季适宜吃的鱼类还有黄花鱼。黄花鱼是大小黄鱼的统称，也叫石首鱼，每年春季三、四月正是它大量上市的季节。黄花鱼味甘、性平，有明目、安神、益气、健脾开胃等功效，胃口不好的人可以多吃。黄花鱼肉质肥厚、脆嫩、味道鲜美，易于消化吸收；黄花鱼的蛋白质含量较高，并富含钙、磷、铁、碘以及大量欧米伽—3脂肪酸等，有较高的药用价值。因而，黄花鱼特别适于有体质虚弱、面黄肌瘦、少气乏力、目昏神倦、食欲下降等症状的老年人食用。春季吃黄花鱼对有睡眠障碍、容易失眠的老人还有一定的安神、促进睡眠的作用。而且黄花鱼入药，还可用于治疗泌尿系结石，支气管哮喘、肝炎等多种疾患。

二、老年人夏季膳食原则

夏季气温高，"酷暑无病三分虚，及时进补有气力"。加之夏季人体的新陈代谢十分旺盛，老人们常常感到全身乏力、食欲不振、容易出汗、头晕、心烦、昏昏欲睡，甚至出现发热、呕吐、腹泻等中暑症状；同时，炎热的天气使老人的消化功能下降，不愿吃高热量肥腻之物。如果不注意饮食营养的话，老人就更易会出现头昏脑胀、四肢无力、浮肿气虚等营养不良症状，使体质迅速变差。老人要平安过夏，除了注意使身体得到全面的营养外，还应注意以下几点。

去湿解热宜凉苦。进入夏季后，暑湿之毒对人体影响极大，所以，吃些凉性、苦味蔬菜，有利于生津止渴、消炎退热、清热泻火、促进血液循环、舒张血管、排毒通便。夏季上市的苦瓜、丝瓜、黄瓜、菜瓜、番茄、茄子、芹菜、生菜、芦笋、豆瓣菜、凉薯等等都属于凉性或苦性蔬菜，不妨经常食用。

补充水分多瓜果。老年人夏季还应该多吃含水量丰富的蔬菜，因为夏季高温炎热，人体大量出汗会导致体内水分蒸发过多，消化液大量减少，因而，应多吃富含水分的蔬菜，蔬菜中的水分是经过多层生物膜过滤的天然、洁净、营养且具有生物活性的水，是任何工厂生产的饮用水所无法比拟和替代的。夏季也正是含水量丰富的瓜类蔬菜上市的旺季，它们的共同特点是含水量都在90%以上。冬瓜含水量居众蔬菜之首，高达 96%。其次是黄瓜、金瓜、丝瓜、佛手瓜、南瓜、苦瓜、西瓜等。

杀菌消毒保平安。夏季由于气温较高，病原菌滋生蔓延较快，是人类疾病尤其是肠道传染病多发季节。这时多吃些"杀菌"蔬菜，可起到预防疾病的作用。这类蔬菜包括大蒜、洋葱、韭菜、大葱、香葱、青蒜、蒜苗等。此外，夏季气温高，剩饭剩菜容易被细菌污染，最好不吃，如吃，也必须经过高温处理。生吃瓜果削皮，凉拌蔬菜要焯水，或者用淡盐水浸泡清洗。

三、老年人秋季膳食原则

"秋风秋雨愁煞人"，秋季是老人较难养生的季节，其具有由热转寒、阳消阴长的气候特点，与之相适应的是老人秋季饮食应以润燥益气为中心，以健脾补肝清肺为主要内容，以清润甘酸为方法，荤素调配要合理，食补药补要适宜。老人秋季饮食具体来说应符合下面这几个原则。

少食多餐，熟软开胃。秋季，老年人要特别注意保护脾胃，不要吃得过饱，可以少食多餐，而且应该尽量吃易于消化、软烂开胃的食物。

少辛增酸，滋阴润肺。秋季乃是寒暑之交，阴长阳消，养生必须遵循"养收"的原则，而酸味收敛补肺，辛味发散泻肺；所以，秋季老年人还应"少辛增酸"，要尽可能少食葱、姜等辛味之物，可以多食芝麻、核桃、糯米、蜂蜜及一些酸味甘润的果蔬等以养肝气。秋燥津液易伤，引起咽、鼻、唇干燥及干咳、声嘶、皮肤干裂、大便燥结等燥症。因此老年人秋季饮食当以润燥益气为中心，以"滋阴润肺"为基本准则，多食百合、银耳、山药、秋梨、藕、鸭肉、柿子等，以润肺生津、养阴清燥。秋季饮食除了以酸、润为主之外，还须注意的是，夏季过后，暑气消退，人们在秋季也不应忘记辨体质选饮食的养生原则，上述水果虽可润燥但并非人人皆宜，凡脾虚湿重和咳喘者应忌食，就是身体健康者也不应贪食瓜果，以防过量而损伤脾胃。

少凉多水，适时进补。秋季，在燥气中还暗含秋凉。老年人胃肠功能比较差，对冷的刺激更加敏感，如过食寒凉之品或生冷，会导致温热内蕴，毒素滞留体内，极易引起胃肠不适、腹泻、痢疾等，甚至引发旧疾。故老年人秋季宜多食温食，少食寒凉之物，以保护颐养胃气。人们经夏季过多的发泄之后，机体各组织系统均处于水分相对贫乏的状态，加之秋天雨水较少，天气干爽，人体容易虚火上延出现"秋燥"，因而老年人尤其不能忽视补水。除了多喝水外，老年人饮食方面还可以适当多喝些粥、汤，一方面可以渗湿健脾、滋阴防燥，以补充夏季丢失的水分，另一方面还可以进补营养、强身健体。秋季还是老年人进补的大好季节，因为入秋之后，人体对食物的吸收率会逐渐增高，抓住这个养生好时节，补充夏季消耗，储备冬季营养，对老年人的健康非常重要，但也要注意不吃肥甘油炸之物，注意选用平补之品，诸如茭白、南瓜、莲子、桂圆、黑芝麻、红枣、核桃等。患有脾胃虚弱、消化不良的老人，还可以服用具有健补脾胃功能的山药、芡实、扁豆等。关于秋补还要说明的一点是，有需要的老年人可以尝试中药对症进补。不少老年人求助于中药，对症选用一些中药进行调理，效果非常不错。

四、老年人冬季膳食原则

对于老人来说，冬季养生尤其重要，因为人上了年纪，身体各项功能衰退，抵抗力下降，各种疾病会趁虚而入，身体就很容易出现这样那样的问题。在寒冷的冬季，老年人身体问题更是频发，所以老人冬季养生特别重要。要使老年人平安度冬，衣食住行各方面都不能马虎，特别是膳食方面要更加注意。

御寒保暖，多温少寒。冬季气候寒冷，为了御寒保暖，人们应该多食用一些具有温热性质的食物，而少食用寒凉生冷食物。温热性质的食物包括糯米、高粱米、栗子、大枣、核桃仁、韭菜、小茴香、香菜、南瓜、生姜、葱、大蒜、桂圆、荔枝、木瓜、石榴、乌梅、鳝鱼、鲴鱼、鲢鱼、鳟鱼、虾、海参、鸡肉、羊肉、狗肉、肉桂、辣椒、花椒等。此外，还要特别注意选择具有补肾助阳作用的饮食，以增强机体的御寒能力。

辨证饮食，少咸多苦。老年人在进行食疗或进补时要注意根据自己的身体状况来辨证用膳。一般来讲，平时身体怕冷的老年人宜吃温性或热性的食物，如生姜、羊肉、狗肉、大蒜等，不宜吃绿豆、雪梨、苦瓜、冬瓜、荸荠、银耳等寒性或凉性食物；怕热的老年人则与之相反。一些老年人脾胃功能减退，难于消化吸收，因此不宜食肥腻、油炸、质地坚硬的食物，而应吃清淡且富于营养的食物为宜。

肾主咸味，心主苦味，咸能胜苦，故冬季饮食之味宜减咸增苦，以补心气、固肾气。饮食宜温热，但不可过热。忌食生冷和粘硬食物，以防损伤脾胃。民谚云："冬朝勿空心，夏夜勿饱食。"因此，早上可煨生姜服少许，以驱风御寒。还要注意维生素 A、维生素 B2、维生素 C 的摄取，适量食胡萝卜、油菜、菠菜、绿豆芽、枣、核桃仁等。中医认为，药补不如食补。阴虚之人应适当多食些羊肉、鸡肉、鹅肉，以补虚益气、养胃生津。

食补药补，营养平衡。冬季是一个适宜进补的好季节，因为人体在冬季时受到寒冷天气的影响，甲状腺、肾上腺等内分泌腺的分泌功能增强，以促进机体产生热量抵御寒冷，此时应适量增强高热量食物的摄入，并适量增加蛋白质、脂肪及维生素和矿物质的供给。对于老年人来说，冬季进补更加必要，是调养的最好时机。

冬季进补的方法有两类：一类为食补，一类是药补。偏于阳虚的老人，食补以羊肉、鸡肉、狗肉为主。偏于阴血不足的老人，食补应以鹅肉、鸭肉为主。除此之外，大白菜、藕、木耳等也都是阴虚老人冬季进补的有益食品。

冬季老人药补，必须适合自己的体质和病情，最好能在中医指导下进行。否则，不但对身体无益，还会引发不良后果。冬季常用的补药有人参和阿胶。

气虚者，经常感到走路气短、气急、精神疲乏、四肢无力、容易出虚汗等，可以选服人参、黄芪或人参蜂王浆、生脉口服液等，大多能起到补气强壮的作用。

血虚者，即营养物质不足，表现为面色萎黄、头晕眼花、心慌失眠、健忘等症状。可选用当归、阿胶、桂圆、大枣、枸杞之类以达到补血的作用。

阴虚者，即指人体的血、津液、阴精皆不足。表现为身体消瘦、咽干舌红、手脚心发热、面部潮红等。可选用百合、麦冬、天冬等或中成药大补阴丸、六味地黄丸等，以达到滋阴生津的目的。

阳虚者，即人体热量不足，表现为身体怕冷、四肢不温、腰酸腿软、小便清长、阳痿早泄、大便稀薄等。可选用杜仲、鹿茸片等或选服中成药鹿茸精、龟龄集、金匮肾气丸等温阳壮体，对老年体衰者尤为适宜。

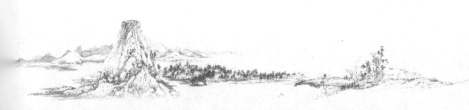

第五章

老年常见病的预防

老年病又称老年疾病，是指人在老年期所患的与衰老有关的，并且有自身特点的疾病，例如高血压、冠心病、高脂血症、慢性支气管炎、肺气肿、肺源性心脏病、糖尿病、中风、震颤麻痹、老年失智症等。

人在变老过程中，有一些病因机能衰退和障碍而多发，如老年性精神病、老年性耳聋、脑动脉硬化以及由此引致的脑卒中等等。这类与衰老退化变性有关的疾病随著年龄的增加而增多。还有一些病与老年人的病理性老化，机体免疫功能下降，长期劳损或青中年期患病使体质下降有关，如高血压病、冠心病、糖尿病、恶性肿瘤、痛风、震颤、麻痹、老年性变性骨关节病、老年性慢性支气管炎、肺气肿、肺源性心脏病、老年性白内障、老年骨质疏松症、老年性皮肤瘙痒症、老年肺炎、高脂血症、颈椎病、前列腺肥大等等。还有一些病在各年龄层的人身上皆可发生，但因老年人机能衰退，同样的病变，发生在老年人身上则表现出特殊性。例如肺炎，各个年龄层都有可能的肺炎，但在老年人身上则表现为症状不典型、病情较严重的特点。又如消化性溃疡也是在各年龄层人的身上多发，但老年人易发生并发症或发生癌变。老年病的这些特点，皆因人进入老年期后，人体组织结构进一步老化，各器官功能逐步减退，身体抵抗力逐步衰弱，活动能力降低，以及协同功能丧失。

当然，老年病除了跟年龄逐渐增大，生理变异，脏器虚衰，系统功能降低有直接关系，与起居、性情、饮食、运动等诸多因素也有关，许多疾病如能提早防范，及时发现及时治疗，就能有效推迟、延缓，或得到控制，使病情稳定，推迟失能的出现。

作为老年人，要正确对待身体的逐渐衰老，要树立正确的疾病或防病观。在老年人中，对待疾病常常有两种倾向。一种是漠不关心，不承认客观事实，这些老人一般过去都比较健康，当告诉他被发现某种疾病时，他仍坚决认为自己完全健康，不但拒绝治疗，也不接受医务人员的某些建议，甚至感到不舒服或已出现明显的症状体征时，也认为这不是疾病的表现。另一种倾向是过于紧张，这些老人当感到一点不舒服时，就到处就医检查，只要有人说某某药有效，也不管对自己的病情是否适合，就要服用。其实，漠不关心与过分重视这两种态度都是不对的，应该用正确的态度对待自己的健康和疾病。

第一节　正确的健康观和防病观

（一）心态放宽，积极乐观

老年人对事要有宽广的胸襟，凡事要想得开，善于"看破红尘"，把烦恼的事情抛到九霄云外。对人要有宽容的态度，对别人不苛求，善于处理人际关系，不纠缠于生活琐事。乐观一旦成为习惯，生活中人就会自然而然地释放愉快的情绪，永葆年轻的心态，善于感悟生活之乐趣。生活之中快乐无处不在，关键是善于感悟，善于创造生活之乐。诸如积极养生享受健康之乐，培养业余爱好享受学习之乐，外出旅游享受游历之乐，勤俭节约享受绿色生活之乐，积德行善享受爱心等等。遇到令人生气的事情时，应该告诫自己退一步海阔天空，须知发怒损情伤神。不幸得了病，要多多自我安慰，怀着放松的心情接受治疗，身病心不能病。有病要以科学的态度寻医问药，无病要以平和的心态积极锻炼，做到有病不慌乱，无病不大意。要能控制好自己的情绪，无论遇到什么挫折，也不论有多大的喜事，都尽量做到不大喜大悲。人到老年，尤其要经得起欢乐与忧伤的考验。保持愉快、淡定与积极的情绪，自然有益于健康。传统养生学认为，一个人如果精神愉快，性格开朗，对人生充满乐观情绪，就会阴阳平和，气血通畅，五脏六腑协调，机体自然会处于健康状态。

（二）营养均衡，饮食有节

蛋白质、脂肪、糖、维生素、矿物质和水是人体所必需的六大营养素，这些营养素广泛存在于各种食物中，为平衡营养，各种食物都要吃一点。对于老年人来说，饮食更要多样化，这样才能利用食物营养性互补的作用，达到营养全面、均衡的目的。比如，水果蔬菜不能少，细粮和粗杂粮要搭配，豆制品、奶制品、动物性食品要兼顾。不能因为牙口不好，消化能力减弱，就只吃某些食物。

（三）生活规律，起居有常

日常生活有一定规律并合乎人体的生理机制，是健康长寿的要义。长期违背人体起居作息的规律，就会引起人体内循环调节功能的失常，使人体气血与昼夜相适应的自然生命节律失调。同时，起居要因应四季时节，冬季则早睡晚起，夏季则早睡早起。起居有常是中国古代养生学的重要范畴，是强身延年的重要途径。

（四）不妄劳作，锻炼有度

老年人不能因为年老体弱而不事劳作，但也不能过度劳作，要劳逸结合。许多老人不愿意给子女添麻烦，生活中的许多事情，甚至像擦窗户、换灯泡这样爬高上梯的危险活动，扛米扛水这样大负重的力气活等也自己承担。这是非常危险的，增加了老年人受伤害的风险。老年人的不服老主要是心态上的，在身体上不能逞能，因为毕竟年龄不饶人。正确的做法是每天做一些力所能及的家务，既活动了腿脚，又要保证安全。但是，这种劳动量的家务，尚且达不到锻炼身体的目的；并且长期处于室内，容易使人缺氧而昏睡。所以，老年人一定还要适度锻炼，但锻炼方式要适宜，散步、游泳都是比较适合中老年人的运动方式。

（五）多多交友，学不止步

退休后，人际交往随之会大幅度减少，虽然没有了工作的压力，但老待在家里，日久必生烦闷。因而，构建晚年的社会生活圈，多交朋友十分必要，朋友多了，见识多了，精神生活丰富了，心情自然愉悦，乐趣油然而生。同时，老年人不应因为退休而放弃学习，这样思想才能不僵化，才能跟上时代的发展。学不止步是一种积极的心理状态，也是长寿的重要因素之一。因为爱学习的人爱生活，有生活目标，有精神支柱，生活自然就充实了，身体和心理自然也会轻松愉快了。学习不仅能锻炼头脑，预防罹患老年失智症，保障心理健康，而且能有令人欣喜的收获。这种良好的心理状态就可使人体各机能互相协调、平衡，既可以延缓大脑的衰老，又可延缓机体的衰退，促进健康。

第二节　心脑血管病的预防

随着科学、卫生、医疗的进步和物质生活的的提高，人类寿命在不断的延长，心、脑血管病的发病率也在逐年增高。有不少老年人平时身体还挺壮实，退休后正值儿孙绕膝、欢度金色晚年的幸福时期，却突然因患冠心病、脑卒中等病卧床不起，痛苦万分，给晚年的家庭生活蒙上一层阴影。那么老年人如何预防心脑血管疾病呢？

（一）饮食平衡

预防心脑血管病，一定要对饮食进行调理和控制。动脉硬化、高血脂、高血糖也是"病从口入"。饮食的平衡对老年人来说非常重要，除米面、豆类外，要多吃新鲜蔬菜和富含维生素 C、钾、镁的水果如香蕉、苹果、柑桔等，常吃些香菇、木耳、黑芝麻、鱼虾、牛奶、大蒜等，鸡蛋每天一个。适当食植物油，少食动物油、糖类，少吃动物内脏及肥肉。每天食盐量要减至 5 克左右。吃饭不可过量，过胖、过瘦均不好。老人对口渴反应迟纯，容易缺水又不易觉察。早起饮温开水500 毫升，一日三餐多饮些水，可以减少血栓形成的可能。

（二）规律生活

一定要注意规律生活，妥善安排好充足的睡眠与休息，看电视、玩扑克、打麻将、聊天均不能过晚。要根据身心情况，定时做各种保健活动。尤其是患心、脑血管病的人更要重视持之以恒的、合适的肢体活动，但运动量不宜太大。肥胖、高血脂、高血糖病人坚持以慢跑、散步、骑车、气功等适度锻炼为主，配合综合治疗，会收到良好效果。

（三）良好心情

老年人心情一定要保持开朗，情绪安定，要正确对待日常生活中的各种刺激和突发事件，节制七情(喜、怒、忧、思、惊、恐、悲)，保持不生气，不发火，少激动，必要时事先服些安定类药片，或采取旅游、转移思念等回避方法。个人欲望切不可过多过强。生命力最强的是一颗善良而勤劳的心。对一些生活小事"难得糊涂"为佳，个人的一些损失或委屈采取"吃亏是福"的精神安慰也不失为上策。退休后要克服失落感、孤独感，主动参加各种公益活动，尽快适应新环境。

（四）不沾恶习

老年人平时不要饮烈性白酒，更不要吸烟，饮茶也要以清淡为好，根据气候变化增减衣服。

第三节　胃病的预防

胃是我们身体中的一个重要的消化器官，它主要负责食物的存储、食物的消化、营养的吸收等等。老年人该何预防肠胃病呢？

酗酒无度，嗜烟成瘾，以浓茶、浓咖啡为爱好，这都可能引起肠胃病。不可酗酒无度。酒精会使胃黏膜发生充血水肿，甚至糜烂出血和形成溃疡。长期饮酒还损害肝脏、胰脏，引起酒精性肝硬化、胰腺炎，这些损害反过来又会加重对胃的损害。吸烟会引起胃黏膜血管收缩，使胃黏膜中的前列腺素合成减少，前列腺素是一种胃黏膜保护因子，它的减少会使胃黏膜受到伤害。浓茶和咖啡都是中枢兴奋剂，能通过神经反射以及直接的影响，使胃黏膜出血，分泌功能失调，黏膜屏障破坏，促成溃疡发生。

吃饭应该细嚼慢咽，睡前切莫进食，讲究个人卫生，这样才可以有效预防肠胃病。不可进食时狼吞虎咽。细嚼慢咽有利于食物的消化，细嚼慢咽时唾液分泌增多，又有保护胃黏膜的作用。进食时狼吞虎咽，食物未经充分咀嚼，势必增加胃肠的负担。不可睡前进食。睡前进食不仅影响睡眠，而且会刺激胃酸分泌，容易诱发溃疡。不可不讲卫生。幽门螺杆菌感染是导致胃炎、胃溃疡和胃癌发病的元凶，它可以通过餐具、牙具、接吻等在人群中传播。因此，讲究卫生，不混用他人的餐具、牙具，预防幽门螺杆菌感染，可以预防各种肠胃病。

除此以外，不可长期精神紧张。精神长期焦虑紧张，会通过大脑皮层影响植物神经系统，使胃肠功能紊乱，导致胃炎和溃疡的发生。不可过度劳累。过度劳累，会引起胃肠供血不足，胃黏膜分泌失调。不可饮食不均。饮食饥饱不均，饥饿时胃中空空，胃黏膜分泌胃酸和胃蛋白酶对胃壁是一种不良刺激；暴饮暴食又使胃壁过度扩张，食物在胃中停留时间过长，这都会对胃造成很大伤害。

最后，不可滥用药物。不少药物对胃都有较大刺激，久服会损伤胃黏膜，导致糜烂性胃炎、出血性胃炎以及胃溃疡的发生。解热镇痛药、激素类药、抗菌药等应予以关注，应用这类药物时，要严格遵医嘱，谨慎用药。

第四节　肝病的预防

肝脏是人体内最大的消化腺，是体内物质能量代谢的中心站。作为维持人体生命活动不可或缺的脏器之一，由于肝脏代偿能力强，很多人可能在肝脏患病初期不会有明显的感觉，等发现时病情往往已经比较严重。

肝病分很多种，主要包括病毒性肝病和非病毒性肝病。病毒性肝病主要是由甲、乙、丙、丁、戊等多种肝炎病毒引起的，具有血液传染性。非病毒性肝病主要包括酒精性肝病、药物或毒物性肝病、新陈代谢异常性肝病、脂肪性肝病等。

那么，如何在日常生活中保护肝脏呢？

首先，以外源预防上来讲，应避免通过血液或体液传染病毒性肝病，应远离各种可能受血液污染的器具。输血、打针等应去正规医院，采用一次性医疗器具。避免不必要的穿耳洞、文身、文眉等，避免与他人共用牙刷、刮胡刀等。另外，乙型、丙型肝炎主要通过血液和体液传染，和乙型、丙型肝炎健康带原者同桌吃饭，并不会被传染，所以不必过分担忧，草木皆兵，也不要对肝病毒携带者抱有歧视态度。

不喝生水，也不要生食水产品，包括海鲜和河鲜等。东南沿海地区人民喜欢吃鱼生，但是水产品中容易富集细菌和寄生虫，如果处理不好，很可能传染给人，轻者可能引起食物中毒，重者可能感染传染性病菌或寄生虫。不要为一时的鲜美而使身体暴露在这些病菌和寄生虫的攻击之下。

不暴饮暴食，也不盲目瘦身，保持正常体重。超重可能增加患肝病的几率。体重过重会让肝脏工作更辛苦，罹患脂肪肝的机率也会升高。如果全身脂肪减少，肝脏的脂肪也会减少。理想的保持标准体重的方式就是均衡饮食加上规律运动。饮食的一个重要原则就是均衡。体重不能过重，当然也不能过轻，有些人，尤其是女性，为了快速减重，三餐只吃水果，而不吃其他食物，会导致营养不良，长此以往，会使身体机能失调，对多种脏器造成损害，有些损害甚至可能是不可逆的。

远离烟酒。饮酒会增加发生脂肪肝、酒精性肝病的风险，有肝病的人应该完全戒酒。很多人认为吸烟只是对肺部有影响，其实不然，吸烟还会加重肝脏负担。经常抽烟会影响肝脏的脂质代谢作用，令血液中脂肪增加，使良性胆固醇减少，恶性胆固醇增加。另外，抽烟和罹患肝癌有关，应该可能地少抽烟或戒烟，且尽量不使自己暴露在二手烟之下。

养成规律的作息习惯，尤其要注意睡眠时间。成年人标准的睡眠时间应该为 8 小时，一般 23 点左右上床睡觉，凌晨 1 至 3 点进入深睡眠状态。保证晚间充足的睡眠是保证脏器得到休息和修复的前提，因此尽量不要熬夜，至少要减少不必要的熬夜次数，工作尽量放在白天做，尤其是老年人基本已经没有工作压力，不要使无谓的熬夜成为习惯。

谨慎用药，不可滥用药物。我们摄入的药物都须经过肝脏解毒。除了医师处方药，尽量避免自行决定服用的药物，因为服用多种药物容易产生药物交互作用，影响肝脏代谢药物的能力。很多老年人习惯于在身体稍有不适时，自行去药店买一点相关的药品服用，比如止痛药之类，所谓"久病成良医"。殊不知，这些药是否对症暂且不论，但是可能对身体产生的副作用，尤其是对肝脏造成的负担，对于本身肝脏解毒能力就有所退化的老年人来说，就是不利的。在身体不适时，最好去看医生，服用药物要遵医嘱。

除此以外，为了呵护好宝贵的肝脏，不仅需要提高对肝健康的认识，养成良好的养肝、护肝习惯，还要定期进行身体检查。尤其是老年人，各项身体指标都在处在下行阶段，应定期进行检查，做到早发现，早治疗。通常只需通过简单的抽血检查便可粗略地知道肝脏是否出了问题；必要时，再做腹部超音波检查。而且前面提到过，肝脏问题的初期表现并不明显，如果出现了症状再去检查，很可能已经错过了最佳的治疗时机。很多老年人觉得每年的定期体检麻烦，又觉得是"浪费钱"，事实上，与患病后的治疗和痛苦相比，这一点麻烦和花费完全不值一提，为了晚年生活的平静幸福，也为了家人少一点担心和忧虑，请老年人定期体检。

第四节　口腔疾病的预防

有些疾病可能我们一生都不会碰到，但口腔疾病不同，它是一种普遍性问题，绝大多数人都曾经遇到过口腔问题。

牙齿健康有益于老年人全身健康和生活质量提高，"牙好，胃口就好"通俗地说明了牙齿健康与全身健康的关系。牙齿不好，咀嚼食物受到限制，会导致消化系统负担过重，长此以往会导致营养不良及其他健康问题。

口腔疾病，尤其是牙周病和全身疾病存在关联。美国牙周病学会的研究报告表明，糖尿病患者患牙周病的概率是非糖尿病患者的两倍；口腔生物膜可能包含呼吸道病原体，并可能迁徙到肺部导致肺炎，牙周病可能加剧吸烟的不良影响，引起肺气肿和支气管炎；牙周病与心血管疾病有许多共同的风险因素；牙周病和骨质疏松症存在消极的相互作用；风湿性关节炎和牙周病可能存在共同的感染机制等。

因此，口腔健康与老年人全身健康以及生活质量密切相关。关注口腔健康，坚持早晚刷牙，定期做口腔检查。治疗口腔疾病，不仅有利于维护口腔本身的功能，而且对全身健康也非常重要。

提高老年人自身的口腔保健能力。保证口腔的清洁是预防龋齿、牙周病的有效方法，必须掌握正确的刷牙方法。最好使用含氟牙膏，可以预防根面龋；牙齿敏感的，可以选用脱敏牙膏。同时使用牙线清洁牙间隙。

要养成良好的生活习惯，不吸烟、不饮酒，平衡饮食，避免不良刺激，保持良好的口腔卫生，对预防口腔癌的发生非常重要。每半年或一年进行一次口腔检查，可以预防口腔疾病。

口腔出现问题，要到正规的口腔医疗机构就医，这是口腔健康的保障。正规的口腔医疗机构能提供优质医疗保健服务，帮助病人维持最基本的口腔功能状态，或者通过最低限度的修复，尽可能恢复口腔功能。

　　此外，刷牙方法也很重要。很多人习惯左右拉锯式刷牙，这样不易把牙缝中的软垢清理干净，还可能损害牙齿和牙龈，最好采用上下颤动结合回旋式的刷牙方法，不但能有效清理软垢，还能按摩牙龈。老年人由于牙齿松动、牙根伸长、牙间隙增大，更容易有食物残渣和软垢存留在口腔中，可以在刷牙后用牙线进一步清理。

第五节　关节病的预防

　　关节在我们日常生活中起着很大的作用，人体关节所以能自如活动，除了有正常的骨骼外，还需要有健全的软组织参与。它包括软骨、韧带、肌腱、滑膜、筋膜等。当人步入中年后，关节组织开始缓慢老化，出现退行性改变，特别是负重多的膝、脊柱关节最易受损。

　　俗话说，人老先老腿。在老人中，患骨性关节炎者超过60%。这是因为人到中年后，活动减少，代谢失常，软骨基质中的重要物质开始流失，造成软骨保水性能降低，关节腔滑液形成减少，软骨组织失去保护，发生摩擦、炎症、增生、肿胀、疼痛等，甚至发生关节变形、丧失功能。那么老年人应如何防治关节炎呢？

　　提高认识，尽早发现。许多老年人对膝骨关节炎的危害认识不清，以为这只是年老体衰的表现，不用治疗，很少去医院就诊，结果加快了病变的发展。对此病不能掉以轻心，应尽早发现，尽早治疗。

科学自我保健。注意膝关节保护，减少负重，如使用护膝，防止受寒、外伤，勿站立时间太久，少提重物；坚持适量运动，进行膝关节功能和增加肌力的锻炼，如散步、游泳、骑自行车等，但应避免有害关节的运动，如上下楼梯、下蹲、登山等；注意减肥，保持均衡饮食，适当多食富含蛋白质、维生素和矿物质的食物，少吃高脂、高糖、高盐的食品。

第六章

老年阶段心理变化与心理问题

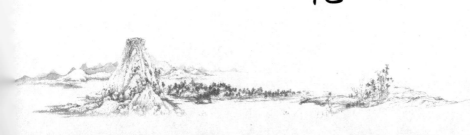

第一节　生理变化对心理的影响

随着年龄的增长，在进入老年以后，人的身体和心理上都会发生变化，体力、视力、听力和记忆力等身体机能会不同程度地有所衰退，这些生理衰退容易使老年人产生"今不如昨"的倒退感、无力感，原来依靠自己可以完成的事情，如今需要借助辅助设备或其他人来完成，这种依赖会让老人觉得缺少安全感，降低自信，觉得自己不够独立。同时，生理衰退同样会影响老年人的生活质量和对生活的满意度，进而影响老年人的情绪，产生悲观、烦躁等消极情绪，但是这种影响并不是绝对的，要看老年人如何调整自己的生活和心态。针对进入老年阶段后，生理变化可能给老年人心理带来的消极影响，有如下建议供老年人参考。

人的一生在生理上的发展就像抛物线，从初生时的脆弱需要呵护到青年时期各种生理指标达到顶峰，度过平稳的中年后，老年时期生理上进入下行阶段，这样的生命过程是每一个人都要经历的，我们需要做的就是坦然接受，每个阶段都有各自的优点和无奈。不过，这种下行可以是陡坡也可以是缓坡，要看个人的身体素质和保养维护。关于老年人的日常保健，有以下几点建议供老年人参考。

首先在饮食上，老年人肠胃比较脆弱，应饮食规律且有所节制，宜餐多量少，多食果蔬，少食肉类，忌过冷过硬，具体的饮食保养本书已有章节详述，这里就不再赘述。

生命在于运动。小孩子总是活泼好动，但是随着年龄的增长，人会变得越来越沉稳喜静，运动的时间越来越少，甚至不会特别抽出时间来做体育运动。尤其老年人的体力和精力相较于年轻人都有所减弱，动一动总觉得气力难以为继，但是越不动就越难动，这样就形成了恶性循环。适度的运动，可以帮助老年人增强心肺功能，提高免疫力，防止肌肉萎缩。建议大家从年轻起就培养爱好运动的习惯，最好培养一到两个自己喜欢的、经常参加的体育运动。对于老年人，要注意运动时间不要过长，运动量不要过大，以免给身体带来太大负担，甚至造成伤害。应选择轻松、舒缓一些的运动。

日常运动可以选择散步、慢跑和骑车；竞技类运动可以选择门球、乒乓球、羽毛球等；修身养性类的运动有太极拳、初级剑等；其他娱乐性质的运动还有踢毽子、放风筝、广播操、团体舞等，老年人可根据自己的兴趣进行选择。

另外，养成良好的生活习惯无论对于年轻人还是老年人来说都是极为重要的。规律的作息时间、充足的睡眠、劳逸结合、不吸烟少饮酒等良好的生活习惯，有利于调节身体内部平衡，保持各种器官正常运转。

第二节　社会角色变化对心理的影响

在我国，年龄达到 60 周岁的人为老年人。国内现行的法定退休年龄为男性 60 周岁，女性 55 周岁。也就是说，步入老年行列以后，人们面临的生活上最大的变化就是退休。

退休后，人们离开自己的工作岗位，拥有了自己的时间，可以做一些自己想做的事情，安享晚年，这既是考虑到职工步入老年后身体和心理状况的变化，可能无法继续承受工作带来的负担和压力，也是对兢兢业业工作了几十年的职工的福利，退休后不用继续工作，但是依然可以按月领取养老金用于晚年生活开销。

不过，随着社会的进步，人们的卫生条件和生活水平大大改善，寿命也随之延长，老年人的身心衰老速度明显减缓。很多人在达到退休年龄时依然身体健康，精力旺盛，有工作能力也有工作热情，并不想就此结束职业生涯，但是绝大多数人需要按照法定退休年龄办理退休手续。因此，一些人觉得不甘心，觉得被嫌弃、被抛弃；还有人觉得难以适应，觉得没有工作就失去了主心骨，无所适从，心里发慌。更多的人是在退休后产生一种失落感，退休前在岗位上忙忙碌碌，有一种被需要的感觉；任务完成时，会有一种满足感、成就感；更有一些担任领导岗位的，事业有成，受人尊敬，前呼后拥。退休后，这些人逐渐脱离了之前的工作圈子，周遭的氛围显得"冷清"起来，他们觉得难以适应。

其实，这就是所谓的"离退休综合征"，是退休后社会角色变化对老年人心理影响的外在表现，受此影响的老人与退休前相比性情变化较为明显，或变得沉默寡言、闷闷不乐、不愿见人，或变得喜怒不定、焦躁易怒，或变得悲观厌世、不满偏激……这些消极情绪也常伴随或者引起一些疾病的发生，对于本身患有慢性病的人，则容易加重病情。

中国逐步进入老龄化社会，老年人越来越受到关注，但是由于受传统思想的影响，无论亲朋还是老年人自己，对身体健康的重视程度要远大于对心理健康的重视。

　　据调查，由于大脑及身体其他器官功能的退化，以及晚年生活状态的变化，老年人中有一大部分人存在不同程度的心理问题，如焦虑、抑郁等。而这些问题在刚刚露出苗头时，外在表现不明显，或被看作一时的心情不好，情绪不佳，往往得不到重视，消极的情绪没有及时得到疏导，导致问题加重，演变成心理疾病，影响正常生活。而且，心理疾病还会诱发或加重常见老年病，如高血压、糖尿病、肠胃功能紊乱等。健康状态下降又会反过来影响情绪，导致恶性循环。所以说，注重心理调节对老年人来说十分重要。下面介绍几种老年阶段常见的心理问题。

第三节　抑郁

　　抑郁症是常见的老年期心理疾病，常见于由中年到老年的过渡阶段和老年期初期，80岁以后则抑郁症发生率显著下降。抑郁症的病因除了环境因素、心理因素，还涉及遗传因素和生理因素，一旦发病，需要到医院就诊，进行心理干预，严重时需要药物辅助。抑郁症的病因和治疗都比较复杂，单靠个人自身的心理调节是远远不够的，所以这里不做专业讨论。

　　我们要探讨的是抑郁，作为一种老年阶段常见的心理问题或者说心理状态，这种消极情绪与抑郁症有着密切的联系，但还未达到后者的严重程度。

抑郁心理通常是由对现实的不满引起的，对自己不满，或对处境不满，想要改变却无力改变，心中的苦闷无法得到排解，导致消极情绪在心中积压。表现为莫名的心情低落，愁眉不展，没精打采，对任何事情都提不起兴趣，甚至反应迟缓，感情淡漠，自我封闭。

抑郁是一种比较压抑的情绪，外在表现并不明显，再加上老年人在家庭中的存在感比较低，受到的关注不够，如果身边的人不仔细观察很难发现这种变化。部分老年人怕给家人添麻烦，不习惯将自己的想法和感受表达出来，闷在心里，得不到疏导，情况就会恶化。

老年阶段的抑郁情绪的产生与老年人所处的社会和家庭环境变化有关。进入老年阶段后，身体机能下降；退休后经济水平下降，社会角色改变；儿女长大、离开父母，忙于各自的事业、家庭；亲友、同龄人的病痛和离世等，这些不愉快的事件都可能引起老年人的抑郁情绪。再加上老年人的心理承受能力比较脆弱，消极情绪的积压很容易导致心理崩溃。

容易抑郁的人也有某些相似的性格特点，比如责任心强、对自己要求过高、争强好胜、性格内向、不善于表达内心感受等。那么老年人如何进行自我调节呢？

摆脱烦恼，难得糊涂。退休后的老年人，要逐渐习惯对很多事情放手，学会放松身心，享受自己的晚年生活，有意识地让思绪宁静下来。对生活中的琐事不必过于在意，经历过风雨的老年人应该要比年轻人心胸更开阔，更豁达。淡泊名利，自在是福，虽然人老心不老，但是也不能像要求年轻人一样要求自己，世界留给年轻人去闯，我们只要顺其自然，做一些想做、喜欢做、还能做得动的事情就好。

充实生活，不惹"闲愁"。当情绪低落或出现抑郁心理时，不妨试着做一些其他的事来分散注意力。刚刚离开工作岗位的人往往容易无所适从，一旦闲下来，就开始怀念"过去的美好时光"，慨叹"今不如昨"。这个时候就体现出培养个人兴趣和参加社交活动的好处，业余生活丰富的老年人往往无暇伤春悲秋，怀念过去。他们依然对未来有所希冀，依然会憧憬明天。

多晒太阳，坚持锻炼。研究证明，光照可以在一定程度上缓解抑郁情绪，尤其是针对冬季抑郁症。适宜的体育锻炼对身体大有裨益，而拥有健康的身体有助于保持愉快的心情。而且，体育锻炼能够促进血液循环，加大脑供氧量，从而改善老年人的精神状况。所以，老年人不要常常闷在家里，在晴朗的天气里，出门走走，做做室外活动，心情也会开朗起来。

敞开心扉，寻求宽慰。人的年龄越大，越不容易放下长者的架子，将心里的感受和想法说给别人听。但是，如果没有能够交流的人，没有宣泄的途径，情绪的积压对人的身心健康都会产生不利影响。老年人要经常与身边的人聊天谈心，如果觉得年轻人无法理解自己，可以找老友、同龄人交流。如果心里已经产生自己无法排解的抑郁情绪，一定要懂得寻求帮助，不能压抑在心或者怕麻烦别人，要向亲友倾诉，甚至更严重时可以向心理咨询师寻求帮助。

第四节　焦虑

焦虑是由于受到危险、达不到目标或者无法克服障碍的威胁，而产生的一种紧张、恐惧、担忧的情绪。焦虑是日常生活中常见的一种情绪，是人面对危机时的一种正常应激反应。但是频繁的、不明原因的焦虑则不是正常现象，当焦虑的程度及持续时间超过一定的范围时就构成焦虑症状，这会妨碍人应对处理面前的危机，甚至妨碍正常生活。

引起老年人焦虑情绪的因素很多，比如身体衰老、退休后经济来源减少、社会地位下降等带来的危机感和无力感，如果这些"危机"无法"解除"，老年人总是如临大敌，担惊受怕，焦虑得不到缓解，就可能向焦虑症发展。受到困扰的老年人表现为紧张、畏惧、担忧、坐立难安、心烦意乱，缺乏安全感，对外界事物失去兴趣；脾气变得难以捉摸，容易被激怒，常会和人发生冲突，事后又会内疚和自责，但是依然无法控制自己的情绪，由此越想越多，加重焦虑。

那么如何缓解焦虑情绪呢？

直面困难，改变环境或改变自己。首先反思，是什么引起了焦虑情绪？如果自己努力去做，这个问题能否得到解决？如果无法解决可以寻求谁的帮助？如果无法改变，能否改变自己的想法，像许许多多的其他人一样适应这种改变，接受这种生活，乐天惜福？

自我磨练，强大的内心不惧打击。个性胆怯、自信不足的人易焦虑，所以应关注心理卫生，提高自信，学会调节情绪和自我控制，以达到顺其自然、泰然处之的境界。学会正确处理各种应急事件的方法，增强心理防御能力。培养广泛的兴趣和爱好，使心情豁达开朗。

多做尝试，积极缓解焦虑情绪。深呼吸有助于舒解压力，消除焦虑与紧张。因为当人感到焦虑时，脉搏会加速，呼吸也加快，而深呼吸可以迫使呼吸速率减缓，使身体相信焦虑已过去。保持乐观，肯定自己，当焦虑袭来时，可以反复地告诉自己：我能行，我可以，没关系，这都不是事儿。这样可缓解呼吸加快及手冒冷汗的本能反应，使理智逐渐占上风。

第五节　睡眠障碍

　　进入老年阶段以后，人的睡眠无论在质还是量上都比年轻时有所下降，不易入睡，睡眠过浅，容易惊醒，醒后不易再睡，清晨醒来较早。这种睡眠减少的现象在老年人群中非常普遍。这主要与进入老年阶段后人的身体机能的变化有关，是正常的生理现象，可不必过于担心。但是部分老年人出现晚上睡不着，白天昏昏沉沉、没精打采的现象，影响正常生活，这就需要引起注意了。

　　引起晚间睡眠减少的原因之一是，随着年龄的增加，人体会逐渐出现一些疾病，身体不适会影响睡眠，比如，患有高血压、糖尿病、心脏病、肺部疾病的人尤其容易出现睡眠障碍。由于慢性病大多需要长期服药，因而药物副作用也是导致老年人睡眠中断或嗜睡的重要原因。以上主要是生理上的原因，心理问题也会导致失眠，比如前文提到过的抑郁、焦虑。那么，如何改善睡眠质量呢？

　　加强锻炼，改善身体素质。每天有固定的时间运动，睡前做 2~4 小时的轻微体力劳动，对睡眠有利。每天有足够的户外活动时间，亲近大自然，呼吸新鲜空气。调节好生活作息，按时睡觉、起床。午间可以小睡一会儿，白天其他时间尽量不要睡觉，以免影响晚间的睡眠质量。

晚饭不饮酒，睡前几小时内不喝咖啡、浓茶，睡前不要做剧烈运动，不要情绪波动过大，可以翻几页休闲类的图书，或者与亲人聊一聊家常，要在愉悦平和的心情中入睡。

另外，如果心情抑郁或焦虑，则失眠只是这类心理问题的一个副作用，还是要找出导致产生心理问题的根源，对症下药，一旦心情开朗起来，由心情导致的失眠问题也就迎刃而解了。

第六节　老年记忆力减退

许多人在进入老年阶段以后，发现自己的记性不如从前了，比如随手放的东西找不到、出门忘记带钥匙、听过的话转身就想不起来了。这是因为进入老年以后人们的记忆力随着年龄的增长而逐渐衰退，是自然现象，是大脑皮层逐步萎缩的结果，这种记忆障碍进展一般很缓慢，表现不明显。老人对陈年往事能记忆犹新，对新接触的事物却记不牢，对人名、地名、数字等抽象、难以引起联想的东西忘得快。

老年人的记忆力减退主要是信息提取过程和再现能力的减弱，虽然接受和处理信息的能力有所衰退，但是识记的信息仍然可以很好地储存在大脑中。对于老年人来讲，新事物很难记忆，记住的东西难以快速回想起来。

那么，如何减缓记忆力减退的速度呢？

适量运动，改善记忆力。运动可以加速人体葡萄糖的新陈代谢，改善脑部血液循环。有氧运动还能够改善心肺功能，提高血液中血红蛋白的含量。脑组织对氧最敏感，它要消耗掉人体需氧量的四分之一。如果大脑的供氧不足，就会出现脑疲劳，影响记忆力。另外，运动还可以帮助人放松心情，舒缓心理压力，在一定程度上减轻由心理压力和负面情绪造成的记忆障碍。游泳、慢跑都是适合老年人的有氧运动，但要注意把握节奏，不宜过量，每天做 30 到 60 分钟就够了。

健康的生活方式对保持记忆力很重要。首先要保证日常饮食营养平衡，食物中要含有足够的维生素、卵磷脂等与记忆力相关的物质。其次，充足的睡眠可以帮助老年人在白天的活动中集中注意力，不仅做事效率提高，很多事情也记得更加清楚。另外，尽量避免喝酒和吸烟，长期抽烟喝酒会影响记忆力。抽烟或大量饮酒都会增加动脉硬化程度，而脑动脉硬化的症状之一是记忆力的减退。彻底戒烟和少量饮酒是世界卫生组织倡导的健康生活方式。

多学习，多动脑，使大脑得到锻炼。大脑和人体的其他器官一样，长期得不到有效利用就会反应迟钝。人的躯体活动能改善健康情况，精神活动则能减轻记忆力衰退。生活中，往往兴趣广泛、知识面广的人记忆力也强，就说明了这一点。持续的学习和接触新事物，可以为大脑提供刺激，使脑细胞活跃起来。平时多阅读、思考、讨论、结交新朋友、学习新知识都有助于保持脑部活跃，加强神经细胞之间的联系，改善记忆力。

　　需要注意的是，如果老年人记忆力骤然减退，那就需要认真地查找一下原因，是否是由其他疾病引起的症状。另外，记忆障碍也是老年失智症的早期症状。

第七节　老年失智症

　　老年失智症又称阿尔茨海默病，是失智症中最常见的一种，是一种起病隐匿的进行性发展的神经系统退行性疾病。主要表现为认知功能下降、精神症状和行为障碍、日常生活能力的逐渐下降。

　　发病初期的典型症状是记忆障碍，病人短期记忆差，刚刚发生的事情记不住，但长期记忆不受影响。这种症状不同于正常的生理性记忆力减退，其病情进展速度非常快。而单纯的记忆力不好，也可能是受到过度疲劳、压力、焦虑、抑郁等身体状态不佳的情况影响或受到药物影响。

　　除影响记忆力外，老年失智症还会不同程度上影响语言能力、理解力、运动能力，甚至性格。患者可能会变得以自我为中心，对周围环境兴趣减少，不能适应新环境，情绪不稳定，偏激易怒，固执己见。

　　如果确诊为老年失智症，常需药物辅助治疗，老年人要调整好心态，积极配合医生治疗。由于老年失智症的病因复杂，目前还没有药物能够攻克这种疾病。但是其病程进展相对其他疾病来说比较缓慢，从轻度进展到重度可达 8~12 年，对于一般的患者，在最初的 3~5 年间，认知功能减退的情况并不严重，有充分的时间来认识这种疾病，接受它，适应它，配合医生努力延缓它的发展，同时安排好自己的生活，过好每一天。

那么在日常生活中有预防老年失智症的方法吗？老年失智症的病因和治愈目前还是医学界没有攻克的难题，还没有能够治愈这种疾病的药物和有效的预防手段。作为普通人，在日常生活中只能从自我保健方面培养一些健康小习惯。

首先，可以坚持体育锻炼。适当的体育锻炼有益于健康，如坚持散步、打太极拳、做保健操等，有利于提高中枢神经系统的活动水平。但老年人要循序渐进，量力而行，持之以恒。除全身运动以外，还可以多活动手指，手和大脑关系密切，老年人经常活动手指关节、刺激手掌，既可改善手部血液循环，还能健脑。

勤思考，勤动脑。生命在于运动，适当的运动可以保持机体的活力，而对于大脑来说，常用脑，常做有趣的事，如多看书，学习新事物，培养多种业余爱好，可活跃脑细胞，保持头脑灵敏，延缓大脑老化。

生活起居要有规律。平时早睡早起，定时进食，定时排便。在饮食上，注意少量多餐，食物尽量低脂肪、低热量、低盐，多吃水果，尽量不要抽烟饮酒。

注意保持乐观情绪，保持积极心态，知足常乐。平时多多关注外界事物，扩大个人视野和交友圈，这样就不会把自己的注意力全部局限在家庭和个人琐事上，遇事可以更加坦然豁达。另外，培养兴趣爱好和扩大交际范围可以有效缓解老年人的孤独感和忧郁情绪，与朋友之间的交流还有助于互相学习，促进晚年生活的有效利用，同样对维持大脑功能有好处。此外，家庭和睦有利于保持心情愉快，能增强抗病能力。

除了平时注意保养，老年人还应关注自身体质和精神状态的变化，一旦产生记忆力减退、性情变化等症状，应重视及早就医诊断，及时进行早期合理干预。

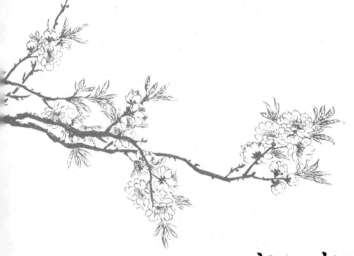

第七章

老年人的
家庭关系

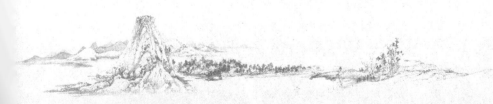

第一节　老年人与配偶

　　配偶，是老年人最重要的家人之一，往往也是在老年人的晚年陪伴其最多的家人。在各地区的老年人口生活状况调查中，配偶都承担了最多的老年人照料任务。少年夫妻老来伴，配偶之间的相互扶持、相互理解，往往可以消减老年人的孤独感，满足其沟通愿望，同时也能提高老年人急病的救治可能。

　　老年人和配偶的关系确实紧密，但紧密并不意味着完全没有摩擦。不少老两口也会因为生活中的一些小事而爆发冲突，有的甚至互不讲话，一直"冷战"到子女加入调解。这些一是由于配偶中的一方或双方在进入老年后，生理和心理的变化较大；二是由于双方在进入老年后朝夕相对，社交圈子变窄，相处时间变长，增大了产生摩擦的可能。

　　不少作家、哲人阐述了婚姻对幸福的重要性，如"善待婚姻就是善待自己的幸福"等等，但是很少有作者哲人专门阐述老人婚姻的重要性。因事业、理想、竞争对手、合作伙伴等等淡出了生活，老年人终日面对的只有老伴即婚姻，因此从某个角度讲婚姻是老年人或老年人幸福的全部，那么老年人如何正确对待婚姻呢？近年来，我国老年人离婚率有走高的趋势，越来越多的老年人也开始不满足于仅仅是互相陪伴的夫妻关系，因此，作为新一代的老年人，不妨以新一点的观点来看待自己的婚姻，给平淡的生活加点浪漫。

一、共同规划离退休生活，加强个人归属感

老年朋友在进入老年时，首先遇到的就是生活状态变动的问题。很多老年朋友在退休前工作忙碌，甚至有些身居要职，工作在带给他们压力的同时，也带给他们足够的成就感和归属感，使他们在一定的社会角色中实现着自我的价值。然而，随着离退休后回归家庭，不少的老年人都感到深深的失落。这时，夫妻双方一定要营造出温馨的家庭氛围，通过赋予对方吃重的家庭角色来填补社会角色的骤然缺失。

老刘退休前是单位的领导，每天忙忙碌碌，早出晚归。但退休后，他突然发现自己没有事情做。能干的老伴儿早已把家里打理得井井有条，他偶尔想去帮忙，也会被一句"别碍事"挡回来。由于自己变得"没用"，老刘也逐渐变得暴躁易怒、疑神疑鬼，他总觉得儿女逐渐忽视自己的意见，而老伴儿也不再把自己当成家庭的主心骨了。

这是一个典型的"离退休综合征"的例子，老刘的心理失衡自然与其自我调适不足有关，但同样，其他家庭成员尤其是老伴儿，并没有在这一转型期中给予老刘足够的支持。作为生活状态变化较大的一方，老刘应该主动调试状态，承担一些力所能及的家务，抛弃"领导者"的心态，与其他家庭成员平等相处；而作为生活状态受影响较小的在退休后仍然保有主妇身份的老伴儿，则应该注意到老刘心态的变化，主动邀请其分担一些家务，让他从自身的"无用感"中跳出来，在做一个好丈夫、好父亲、好祖辈方面获得成就感的满足。

二、用朋友的眼光看伴侣，时刻给他被尊重感

尊重，是我们给予陌生人最基本的待遇；然而很多老年人却往往忘了把尊重留给自己最亲密的伴侣。很多老年人都有这样的想法：都过了半辈子了，谁不知道谁啊，何必这么客套。于是，一些老年人倚仗着多年的感情对老伴儿指手画脚，或是凭借着"自己人"的身份出口伤人，久而久之，老两口的感情难免出现裂痕。

人到老年，要尊重伴侣的爱好。由于性别不同，老年男性和老年女性的爱好有很大区别。大部分的老年男性喜欢下棋、钓鱼等活动，相较而言，老年女性则更喜欢跳舞、踢毽球等运动，并乐于在活动的同时聊天交友。夫妻俩不妨定期去做一下对方的"亲友团"，体会不同活动的魅力；同时，双方也应当在时间的分配上达成一致，不要让爱好变成逃避家务的手段。

人到老年，要尊重伴侣的隐私。尽管老年夫妻常常是知无不言、言无不尽，但难免也有想要个人空间的想法。这时候，老年人应当做到倾听但不打听，关心但不插手，让出一点空间与时间，让老伴儿保留自己的小秘密。

人到老年，要尊重伴侣的意见。老年夫妻与年轻夫妻的不同是，他们已经形成了长久的默契。家里的事情谁做主，似乎已经没有讨论的余地。但是，老年夫妻在退休后往往面对更多更难的抉择，如何度过晚年，如何战胜疾病，如何处置财产，等等。这些抉择，现实且影响深远，所以，请充分而平等地交流，不要变成霸道独裁的大家长，也不要变成屈

从无声的小跟班。

三、人生六十刚开始，给他一些小鼓励

传统的中国老年人，往往抱有一种"老人无用"的思想，每天过得单一枯燥，生活乏善可陈。但其实，一个健康的老年人，学习能力并不显著逊于年轻人，再加上其丰富的阅历，如果善于利用时间，老有所学、老有所为并不是遥不可及的梦想。

对于依然怀揣梦想的伴侣，婚姻的另一半应当给予充分的关心、理解和支持。

一是关心。无论老年人创业还是学习，伴侣都应该给予其充分的关心。不少老年人有着一种错误的心态：他（她）现在有得忙活，我也不懂，就不去打扰了。但其实，创业和学习都不是生活的全部，个人追求也并不能与隐私等同，了解对方的动态，主动关心伴侣创业或是学习的进展，可以让其感觉到家庭的温暖，更加坚定地追求自己的梦想。而由于老年人的身体大多数不如年轻人，伴侣应当加倍关心其健康状况，避免压力过大、学习工作时间过长导致的疾病。

二是理解。调查显示，大部分城镇老年人都有学习知识或者特长的想法。但是，最终将其付诸实践的却仅仅是其中的一小部分人。年近六旬的李女士退休前是一名会计师，写字整齐但是字体较为稚嫩。但是，当她鼓足勇气想要到老年大学学习时，却被老伴儿泼冷水："都这么大岁数了，练字有什么用？"于是李女士放弃了练字的想法，继续过着无趣的"养老"生活。广大的老年人都应当从"有没有用"的思

路中跳脱出来，将重拾激情、充实自己当成"正事"，自己追求也鼓励伴侣去追求更加充实的生活。

三是支持。大家都应该对伴侣的积极行为表示出直接的行动上的支持。如果夫妻有共同的兴趣，不妨一同学习，共同进步。如果兴趣相左也不要紧，你的支持同样会让伴侣在创业或是学习的过程中获得更多的乐趣。尽量做到不"揭短"，尤其是不在外人面前"揭短"。对外提及伴侣的事业或学习时要给予积极的评价；对内要安排好生活，让伴侣在创业或者学习时能够心无旁骛。

四、老年生活有滋味，夫妻共享愉悦感

在中国，老年夫妻之间的感情更多地被定位为亲情。正如老人们对配偶的称呼——"老伴儿"一样，配偶这个人物承载更多的似乎是一种陪伴的责任。其实，老年夫妻仍然是夫妻，与同学、朋友、亲人这些关系相比，夫妻关系的特殊性在人步入老年之后仍然存在。即使没有初恋的小鹿乱撞、怦然心动，但也应该有最深刻的眷恋、最真挚的陪伴。

人老了，别害怕说甜言蜜语。老年人总认为，甜言蜜语是年轻人的专利，小伙子、小姑娘花前月下，说上一句"我爱你"是天经地义，老年人若是如此表白就显得有点厚脸皮了。而更有一些保守的老年人，甚至在年轻时也很少表达自己对配偶的感谢或是夸奖。其实，岁数大了，不代表感情要遮遮掩掩。看着妻子忙活一天，不妨说一句"辛苦你了"；或者看着丈夫修好家中的用具，也可以说一句"你真厉害"。老高就是一个擅长表达的"老小伙儿"，和妻子一起看电视，

他会说"我当时第一次见你，你就穿这样一件呢子大衣"；妻子做好饭菜，他会说"从跟你结婚开始，吃别人家的饭就怎么都不是这个味儿"；妻子生病了，他会说"你得赶快好起来，没有你，我真是没有主心骨"……久而久之，妻子也投桃报李，两个老年人似乎又能感受到年轻恋爱时的那种甜蜜。

人老了，别羞于表达亲密。在我国，有些老年夫妇似乎很难再表达亲密。偶尔和配偶有些肢体碰触，别人还没说什么，老年人自己就会觉得自己有点"老不正经"。其实不论年龄几何，身体接触都是人表达亲密的重要途径。老年夫妻牵手、拥抱甚至是有性需求都是正常的，没有必要为了维护家长的尊严将自己的性别忽略。在这一点上，老年夫妻应该多沟通，在合适的时候用自己的体温给予对方抚慰。而根据调查，适度的性生活可以增强老年人的自信心和活力，提高其幸福感。但是，由于老人的身体机能较年轻人确实有差距，因此，老年人应当更加节制，而患有高血压、心脏病的老年人则尤其应注意身体的承受能力。

人老了，别轻易说分道扬镳。近年来，我国老年人离婚率呈升高态势。老刘和老赵就是这样的一对。年轻的时候，两人便经常爆发冲突，"离婚"两个字不知道说了多少次。但是出于对子女的考虑，两人硬是撑到了小女儿结婚后才办理了离婚手续。这样的婚姻自然不能称之为幸福。但是，并不是每一对最终离婚的老夫妇都有着不可调和的矛盾。更多的时候，老年人离婚只是因为一时意气。结果，两个人都变成了"孤老"，生活没人陪，病了没人疼，比起之前的生活，简直没有生活质量可言。老年人，经历了时光的淬炼，更应该慎重地面对每一次选择。

五、生活难免有摩擦，婚姻至境吵到老

婚姻本身是两人战争，男女因身体结构不同导致了思维方式不同、心理活动不同，故产生许多矛盾是自然而然的事。我们当然承认这世上也有举案齐眉、琴瑟和谐的夫妻，但是有更多的夫妇是伴着争吵生活。从《金婚》里的一路相伴式争吵到《婚姻保卫战》里的热吵冷战不断，都是中国最普遍的婚姻状况的缩影。

不论曾经有过多少感人的爱情誓词，难以保证永远没有争吵的婚姻。因为，生活里有多少琐碎感动的小幸福，就会有多少细小麻烦的小碰撞。对于有些人，争吵才能排解郁闷，处理不好，日益积累起来的怨气，就会变成隐藏在未来的"定时炸弹"。几乎所有的夫妻都会争吵，这是所有过来人的经验，可有的夫妻吵得两败俱伤，最终只好挥手说"拜拜"；有的夫妻却能越吵越相爱，在争吵中磨合理解，感情指数上升。

夫妻吵架并不可怕，因为争吵是为了寻找一种更适合彼此的相处方式。对于老年夫妻来说，争吵中也要保守一些小原则，掌握一些小技巧，这样才能越吵感情越深，越吵生活越好。

一是不咄咄逼人，让步也一样幸福。争吵时总要有人让步，那么让步的人是否就会吃亏一点呢？事实上，婚姻当中没有输赢一说，不管是谁道歉，都是对婚姻的一种妥协，是对这份感情的维护。所以应当做一个能够让步的爱人，争吵中表达意见已经足够，没必要与最亲近的人决出胜负；而如

果更幸运的，有一个愿意对自己道歉的爱人，我们就应该学会珍惜，而不是毫无节制地挥霍这份爱，要知道什么东西不学会去经营，都会有失去的一天。

二是正面看待争吵，有人吵架也一样幸福。白头到老是成功婚姻的最本质体现，至于如何白头到老，不同夫妻有不同的选择。人生的价值在于健康、有意义的生活，而婚姻的至境则在于相伴相爱、有乐趣的生活。有智慧的老年人会正面看待争吵。一要感激配偶在茫茫人海中与你白头到老；二要感激对方到老仍在乎你，他仍然想要参与你的生活，影响你的思想，尽管方式可能是老了仍然在与你争吵；三是感激对方还有能力、气力与你争吵，你们相伴半生，如今依然健康相守，这难道不是一种幸福？

三是吵架也有技巧，不伤感情地争吵才会幸福。老年夫妻吵架时，最好要做到以下几点。第一，不揭疮疤。俗话说"金无足赤，人无完人"，每个人都有不愿提及的隐痛，老年夫妻决不能像小夫妻没有冲动争吵，双方要正确对待这些事情，千万不可在争吵中互揭疮疤，在对方伤口上撒盐，否则争吵冲突就会升级。第二，难得糊涂。夫妻之间吵架拌嘴往往都是因为一些生活琐事，处理这些小事，不妨糊涂一点，不必争个高低上下，你对我错。一句诙谐幽默的话就可以使对方的怒气得到化解。要记住"家事论情不论理，公事论理不论情"，家是放松的地方、温情的地方、享受生活的地方，不是说理论理争吵的地方。第三，冷处理。夫妻争吵时最大的问题是话越说越多，气越来越大。双方的情绪激动，非要把话说清楚不可。有些矛盾和问题是日积月累形成的，怎么能一下说清楚呢？所以，当一方发现对方情绪失控时，最好"休战"，采取"冷处理"的方法，等对方情绪平静或好转后再进行商谈。第四，善用感情语言。在家庭中，夫妻之间交流沟通的语言可以分为两种：事务性和感情性语言。事务性语言多为命令式、请求式、商量式和责怪式。在事务性语言中夫妻之间最好多使用请求式和商量式，少用命令式或责怪式的语言。感情性语言是指沟通性、赞美性、安慰性和酬答性语言，夫妻在日常生活中多使用这些语言，可以使心情愉悦舒畅，关系亲密和谐。

如若做不到以上几点，一时头脑发热，吵得天昏地暗，伤了感情，伤了心，那就赶紧道歉吧，趁还来得及。别担心没面子，作家莫怀戚有一次当证婚人的时候说过一句经典的话："夫妻共同生活，协调就是硬道理。因此提倡以先道歉为荣，以不服输为耻。"

第二节 老年人与子女

子女是老年人生命的延续，老年人对其给予了无限的关爱，也寄予了无限的希望。几乎所有的老人都希望子女少走弯路，一生平顺；都希望子女早日成家立业，绵延子孙；都希望子女留在身边，绕膝娱亲；都希望子女理解父母，最好是言听计从……但是，在现实中，老人们的这些愿望往往无法全部实现，有些老年人与子女感情疏离，甚至还有些老年人因为赡养问题与子女对簿公堂。如何处理好亲子关系，对于老年人而言，仍然是一个重要且无法回避的问题。

一、多学习，不做"老古董"

由于退休，很多老年人逐渐与社会的发展脱节，也逐渐难以跟得上时下的"潮流"。不少老年人甚至迅速地从子女的"导师"变成了连子女的话题都听不懂得"老古董"。长此以往，老年人和孩子的话题将止步于一日三餐的小事，更深层次的交流会变成奢望。

因此，建议老年人进行几个方面的学习，不要变成"老古董"。

（一）看新闻，做耳聪目明的老年人

新闻，是老年人接触社会的一个重要渠道。新闻在提供信息的同时，也潜移默化的影响了老年人看待世界的方式。老年人的生活在退休后变得相对封闭，获取信息的来源有限，更应该通过看新闻了解社会。同时，我们也建议老年人在看新闻时不要只关注单一媒体单一领域的报道。很多老年人在家里打开电视，就固定一个电视台持续收看。由于目前的电视台分工很细，所以，老人更多地是接受到单一的观点和重复的信息。其实，现在的新闻节目多样，有一线的报道，有深度的访谈也有热点的追踪，广大老年人可以通过看不同电视台的新闻节目和阅读不同的报纸来多角度地了解新闻。尤其是当国内、国际发生热点事件时，全方位的了解可以让老年人变得更加深刻、睿智。同时，老年人也可以在关心国家大事之余了解一些文化、体育新闻，这些新闻中一方面包含着行业发展的最新信息，一方

面又充满了实用的文体资讯。老年人可以按图索骥，在其指引下规划自己的生活。而涉猎广泛，也会帮助老年人在面对晚辈的时候有话可说。

（二）学上网，做紧跟时代的老年人

网络，在 21 世纪以迅雷不及掩耳之势改变了人们的生活。年轻人生活的常态已经变成了抬头看电脑，低头刷手机。老年人经常对此颇有怨言。但如果老年人善于利用网络，现代科技就不再是两代人之间的隔阂，反而会成为父子感情的纽带。

网络可以帮助老年人熟悉热门的话题。尽管网络上有着以亿万计的信息，但是由于各大网站本身具有筛选的功能，同时具有很强的互动性，因此熟悉网络的老年人可以以较短的时间、较为便捷的方式了解最热门的话题。当代的年轻人大多是"互联网人类"，他们大多熟悉这些资讯，对于热门新闻和网络"金句"十分敏感，信手拈来。如果老年人也可以熟悉这些，就可以毫无代沟地与儿女沟通，并且在提及某些话题某些观点的时候相对会心一笑。

网络也可以帮助老年人固化自己的人际关系，尤其有利于老人与儿女的沟通。目前社交应用已经成为电脑和智能手机应用中的重要组成部分，老年人利用网络可以与自己的亲朋好友保持充分的联系。老年人可以利用以下两个常见应用增进与儿女的沟通。一是QQ。老年人可以添加儿女为好友，利用QQ的视频聊天功能与儿女视频通话。二是微信。老人可以通过文字或者音频留言与儿女联系，儿女可以在当下或者有空闲时回复。

二、多倾听，不做"老顽固"

老年人，在退休前几十年的时间里，一直是家庭的大家长，习惯于发号施令。然而，老年人退休后，与社会的接触逐渐变少，判断力也逐渐比不上正值壮年的儿女。但很多的老年人往往过度依赖自己的阅历和经验，不愿意倾听，于是，在"老顽固"的路上越走越远。

要倾听儿女的生活理想。由于两代人的成长背景不同，儿女的生活理想往往也与老年人天差地别。儿女们可能更希望事业有成，衣锦还乡；而老年人更希望儿女生活平顺，绕膝于前。父母应当明白，儿女自己才是自己生活的编剧和主演；父母可以给予儿女支持，但是无法代替他们过好人生。当然，儿女也应该明白，孝道仍然是在当今社会应当坚持的道德观念，孝顺父母是做人的一条底线。老年人完全有权提出自己的想法，但是应当用恰当的方式表达，并且要与儿女说明，自己的想法只是一种建议，最终的决策权还是在儿女自己手里。这样软性的沟通既有利于两代人建立良性的互动，也有利于儿女参考父母的意见做出对于自己有利也能够被父母理解接受的选择。

要倾听儿女的困扰和烦恼。儿女多大，都不过是父母眼中的小伙子、小姑娘；儿女多大，都不过是希望在父母身上获得温暖的少年郎。大多数儿女在成年之后都秉持"报喜不报忧"的思想，但是，当他们偶尔诉说自己的烦恼时，很多父母会像儿女幼年时一样，用近似数落的方式来进行教育，喜欢说"我就说过……"或是"你从小就……"。这样空洞的说教往往会导致儿女更不愿意向父母倾诉，长此以往，两代的关系难免会陷入僵局。其实，面对已经成年的儿女，父母不妨给予更多的信任，安静地倾听，然后说一句"我相信你会处理好"就好。然后，不妨摆一桌儿女喜欢的家常菜，让他陪自己看一会有趣或是无聊的电视，用慈爱的目光看着他放松地瘫倒在沙发上，最后他一定能挺直脊梁，抱着积极的心态重新出发。

三、多体谅，不做"老糊涂"

随着独生子女们逐渐步入家庭，"421"的家庭结构逐渐成为主流。独生子女从出生以来就占有了父母所有的关爱，两代关系极其紧密。然而从另一方面来看，独生子女也承受着更重的赡养老人的负担，在"双独"的家庭结构中，两个独生子女需要赡养四个老人，无论是在时间还是在经济上都难以面面俱到。因此，老人的体谅和配合就显得尤为重要。

要体谅儿女的陪伴有限。目前，由于工作原因，儿女很少探望老人已经成为了全社会关注的重大问题。"空巢老人"更是成为了在社会经济发展中涌现出的弱势群体的代表。随着"常回家看看"被写入法律，老年人的权利和儿女的义务同时得以明确。但是，由于年轻人遭受的社会压力较大，需要投注到事业上的时间较多，因此，"常回家看看"政策的落实还需要两代人的共同努力。作为父母的老年人，要注意以下几点。一是"常回家看看"需要一定的物质条件，即两代人尽量住得相邻，便于儿女照顾。有条件的老年人应该考虑与子女同住的可能性，尽量避免由于路程遥远造成的照护困难。二是"常回家看看"不等于"随叫随到"，老年人应当适当放宽对儿女的要求，自己解决生活中一些力所能及的事务，避免将交流情感的"常回家看看"变成让子女包办所有事情的压力。

要体谅儿女的责任重多。人到老年往往变成了老小孩，阅历和理性告诉他们儿女时间有限，但偶尔他们也会吃些小醋。很多老年人会介意儿女给亲家买了什么东西，也有不少老年人会跟儿媳、女婿吃醋，埋怨"娶了媳妇忘了娘"。其实老年人有这种心态是正常的，但是这种心态的长期存在会给老年人和儿女之间划下难以填补的沟壑，伤害两代人的感情。因此，老年人如果真的觉得儿女忽视自己，不妨跟儿女平心静气地交流，但切记，不要只记得攀比而忽略儿女对自己的付出。对于儿媳和女婿，老年人更应该抱有将心比心的态度。要记住，想让别人善待自己的儿女，自己也应该疼爱别人的儿女。儿女是自己身上掉下的肉，也是儿媳女婿失却的肋骨、命定的伴侣，儿女结婚了，老人也应当怀着慈爱、开放的态度迎接新的家庭成员。

四、多放手，不做"老跟班"

一个人活着分几个活法：为吃饭活（指自立，如上学就业及工作）、为面子活（过体面或优雅的生活）、为家人活、为社会活、为自己活。人在年轻的时候，经常被生活的压力、事业的追求所捆绑，难以真的按照自己的心意生活，当进入了老年，孩子大了，不必竞争事业了，不必虚与委蛇了，不用再为事业奋斗，不用再为生计奔波，儿女都有了各自的生活，孙子辈也都到了上学的年龄，一切都无须再操心费力，此时如果不享受晚年，似乎都对不起自己几十年的辛苦劳作。但是，真的到了退休的时候，却极少有人能过上想象中的生活。大部分老年人习惯了关心儿女，习惯了为家庭筹划，即便儿女已经能自己做主，老人还是难于放手，宁愿跟在儿女身后，做一个"跟班"。这样的做法，对于老年人是一种对自我生活的牺牲，而对于儿女，有时却是左右为难的压力。

要放手让儿女自己生活。很多老人喜欢和儿女一同生活，互相照护。曹阿姨就和儿子住在同一个小区里。平时儿子儿媳工作繁忙，曹阿姨就承担了一日三餐；儿子儿媳下班时间晚，曹阿姨就每天负责接送孙子；儿子儿媳带着孙子出门旅行，曹阿姨还可以帮着看看家，照顾一下花草。这本是一件好事。但是儿媳却感到了深深的困扰。由于婆婆经常来家里"视察"，小两口不敢买那些很有风格但是价格不菲的居家小物；婆婆会时不时自己拿着钥匙开门出现，夫妻的生活隐私遭到侵犯。老人爱儿女并没有错，但是在疼爱的同时，要把握好距离，即使拿着儿女家的钥匙，也应该保持敲门的礼貌。

要放手让自己享受生活。中国人一向重视家庭，老人对于老年生活的终极理想似乎就是含饴弄孙、天伦之乐。但是，现在的交通发达、服务全面，老年人不仅能够读万卷书，怡情养性；也可以行万里路，指点江山。随着人均寿命的提高，退休的老年人大多仍有十几年甚至几十年的健康寿命，善加规划，不仅可以拥有美满的生活，也能够拥有更加完整的人生。在北京，有一对"花甲背包客"在退休后开启穷游生涯，带着电饭锅穷游世界，180天的环球行之后，这对老夫妇开启了一种全新的生活方式。规划一次旅行，实现它，然后整理出版，这样的节奏，全然不是一个传统的中国老年人度过老年的方式，但是却比传统的早市—公园—家庭三点两线的老年生活来得更为充实，也更能给老年人正面的力量。并不是说，所有的老年人都一定要来一次说走就走的旅行，但是所有的老年朋友，都应该以更加开放的方式看待自己的老年生活，避免自我设限，应当想着我要做什么，我能实现什么，而不是消极地等着看有人需要我做什么，前方等待我的是什么。

第三节　老年人与孙辈

孙辈，是中国老年人的心头肉；隔代亲，更是中国对祖孙关系的最好诠释。由于空闲时间较多，在当下，老年人经常成为照顾、教育孙辈的重要力量。但是由于种种原因，在教育孙辈的时候，老年人经常进入以下误区。

一、老人教育孙辈的误区

（一）迷信老经验

现在60岁以上的老年人大多出生在建国前后，育儿观念相对传统。然而，随着社会的发展，物质的丰富，年轻父母对于育儿的要求已经越来越高。老人们很难凭借自己的老经验做到真正的科学育儿。比如，很多老年人坚信"不干不净，吃了没病"，还有很多老年人喜欢把东西嚼碎了喂给孙辈，而"吃得越多越好""穿得越暖和越好"则是更多老年人的共识。在早期教育的问题上，老年人也有所忽略。很多爷爷奶奶认为，孩子小时候就应该玩，不用学什么东西，耽误了孩子智力的培养。还有一些老年人抱有"孩子越淘越聪明"的想法，对孩子犯的错睁一只眼闭一只眼，使得孩子没有在犯错的当下及时得到纠正，形成了错误的观念。

（二）补偿心理作祟

由于当年物质的匮乏，很多老年人自认在抚育儿女时没有充分满足他们的要求。对儿女的歉疚心理导致老年人往往对孙辈有一种补偿心理，希望把自己全部的爱灌注到他们身上。这种补偿心理往往会导致以下问题。

过度呵护。根据科学的观点，儿童应该自己完成力所能及的活动，适当的活动对于儿童的身体和智力发育都有着极大的好处。但是很多老年人出于对孙辈的保护，会帮孩子做好所有的事。让孩子衣来伸手、饭来张口，甚至出门的时候都舍不得孩子自己走路。

百依百顺。年轻父母为了教育孩子，经常会制定一些规则，比如限制零食的食用量，再比如说限制看电视的时间。但是老年人出于对孩子的爱护，经常帮着孩子打破这种规则。而年幼的孩子则因为祖辈的纵容，不再把父母定下的规则当一回事。

（三）重养育，轻教育

在中国的很多地方，照顾孩子被称为"带孩子""哄孩子"。

这反映了一种对早期教育的忽视——人们认为只需要"哄"得孩子开心就可以了。近年来，年轻的父母已经意识到早期教育的重要性，并已经有意识地引导孩子在不同阶段进行学习。但很多老年人仍然存留着"哄"孩子的习惯。

不少老年人有"糊弄"孩子的习惯。茜茜是一个三岁的小姑娘，每天会要求爷爷陪着自己看动画片。每当看到不懂的地方，她就会问"这是什么鱼啊？""这是什么鸟啊？""这个人在干什么啊？"而爷爷却经常敷衍地回答"大鱼""小鸟""抓坏人"。无疑，这种回答，在一定程度上打击了茜茜的求知欲。

还有一些老年人比较忽略自身行为对孩子的影响。孩子的模仿能力很强，他们会在耳濡目染中学会身边成年人的口头禅和不良习惯。比如，很多老年人会在孩子面前脱口而出一些在成人看来无伤大雅的口头禅，比如"神经病""白痴"等，但这无疑是不合适的。

（四）重纠正，轻鼓励

中国式的传统教育讲究"幼承庭训"，良好的家教要从幼年时开始培养。但是，在教育孩子时，无论是祖辈还是父辈经常有"找错"思想，采用的方式也略显粗暴。有的老人会以为，孩子的成长是与错误的不断纠正相伴随的，所以，不断地通过批评来帮助孩子纠正错误是很自然的和很正确的事。但是对于孩子的不当行为，单纯的批评并不是一种正确的做法。很多时候，批评直接指向的并不是那些所谓的错误，而是孩子脆弱的心灵。孩子首先要接受这些批评，经过内心思考（较小的尚无思考能力，只有恐惧），才能意识到应当对自己的行为进行调整。而在此过程中，孩子会先吸引大量的负面信息——受指责和不受认可，从而产生挫败感。正确的做法应该是积极引导，让孩子的心灵受到鼓舞和激励，增强他们战胜困难、解决问题的信心和勇气。家长应该以积极的言行和孩子们站在一起，引领着孩子共同前进。

（五）两代冲突

不少老人至今还觉得孙辈是用来宠溺的，正所谓"抱孙不抱子"，甚至抱着"老人只负责哄，教育孩子是父母的事"的错误观念。由于这种观念的深化，很多老年人会在孙辈的教养问题上与儿女产生冲突。一些老年人甚至会认为，教育孩子可以，回你自己家去教育，孩子在我家就要高高兴兴。确实，一次两次、一朝一夕的教育不能养成孩子的好习惯，但一次两次的盲目维护却可能动摇孩子父母的权威，给孩子以后的教育带来阻碍。

（六）忽视父母责任问题

中国老人们往往只重视帮子女忙或解决困难问题，往往忽视子女的责任感的培养。要知教育、抚养自己的子女是为人父母的中青年人义不容辞的责任和义务，你大包大揽、取而代之可能让子女们忽视为人父母的责任，养成不负应负责任、不尽应尽义务的陋习。稳定和谐的亲子关系，是婴幼儿健康成长及家庭关系和谐、家庭幸福的重要内容，而婴幼儿时，尤其是三岁前，孩子如果不与父母长期相处，则容易缺乏安全感，而且成人后也容易缺乏信任感，不利于健全人格的形成。老人们应当适时放手，让儿女在时间允许时充分与孩子相处，善尽教养的责任。

二、认清角色，参与科学育儿

老人带孩子确实存在一些误区，但是由于老人对于孙辈有着强烈的责任心和发自内心的呵护，因此，老人事实上仍然是除父母之外照顾孩子的不二人选。老人可以认清自身的角色，更新自身的观念，在考虑自身身体条件、生活精力的基础上，科学参加育儿，助力孩子的培养。

（一）两代人要事先统一思想认识

由于出生与成长的环境和时代有着显著的差异，两代人在教育孩子的问题上自然也会存在相当大的差距。在教育宝宝的事情上，两代人要尽量平心静气多一些沟通，只有统一认识，才能避免在宝宝面前暴露分歧，防止他利用这种分歧要挟父母或者祖辈，引发更多的问题。父母们最好尽量多向祖辈请教，多一些温和的沟通，而祖辈们最好利用各种渠道多接受新思想，学习新知识，用科学先进的教育理念来武装自己。当父辈与祖辈之间在教育宝宝的问题上发生分歧时，最好不要当着宝宝的面发生冲突。宝宝虽小，但他是天生的外交家，当他看到家庭成员之间出现分歧时，他就会聪明地钻空子。这不仅对改善他的行为毫无益处，反而会导致他的问题越来越严重，甚至带来更多别的问题。另外，家庭成员之间发生冲突，那种不和谐的家庭氛围会带给宝宝更多的不安全感，对他心理发展产生不利影响。

（二）寻找合适的平衡点

老人（祖辈）在养育宝宝时最好用理智控制感情，分清爱和溺爱的界限，爱得适度。父辈也是如此，要权衡自由与规则之间的界限，不能给了自由而缺乏规则。否则，没有规则的环境并不能帮助宝宝获得更好的发展，相反，一个有规则的环境反而会带给宝宝更多的安全感。此外，祖辈和父辈之间很容易争抢宝宝的爱，甚至出现互相嫉妒的现象。宝宝本质上是一个独立的个体，不依附于任何人。因此，无论祖辈还是父辈都要冷静地看待宝宝，积极创造机会，让宝宝有更多的机会尽可能多接触家庭里其他的成员，努力营造一个有利于家庭教育的和谐温馨的家庭氛围。

（三）掌握适当的管教方式

老年人带孙辈往往会陷入两个极端。一种是毫无原则的溺爱。老年人把孙辈看做自己生命的延续，含在嘴里怕化了，拿在手里怕摔着。这样成长起来的孩子容易变得以自我为中心，为所欲为。另外一种则是极为严格的管教。这类老年人对孩子充满期许，希望孩子赢在起跑线上，希望孩子有着上佳的教养，有着丰富的知识，有着出众的才华，时刻监督着孩子的一言一行，使得孩子没有充分享受到孩提时光的自由，却承受了不属于这个年龄的压力。其实，孩子的生理和心理方面的发育都有一定规律，教育者应当根据每个阶段的特点加以引导。放羊吃草或是揠苗助长都对孩子不利。老年人应当给孩子充分的尊重和适当的空间，适时给予鼓励和惩罚，既不纵容，也不苛责。

（四）寻求多方面的途径

孩子的照顾和教育，是一个家庭最重要的问题，大部分家庭都不愿意假手他人。但是，家庭成员本身又往往精力不足或者能力不够，不能完成对孩子的全面照顾和教育。因此，在有实际需要的时候，老人应当与儿女协调一致，寻求更多的途径来解决孙辈的照顾和教育问题。一是可以雇佣保姆，将祖父母和父母从繁重的照护工作中解脱出来。孩子的活动力惊人，老人很难时时刻刻跟着其进行照料。让年纪更轻、精力更充沛的保姆成为照料的主力，老人在旁进行监督可能是一种更为合理的育儿选择。二是可以参加早教课程。其实，缺乏科学的育儿观念的并不仅仅是一些老年人。科学育儿，是一个很大的领域。作为非专业的人士，很难全面掌握育儿知识，适时开发孩子的潜能。因此，每个家庭都可以根据自身的需求，选择一些课程，在孩子智力发育的关键点对孩子进行专业的引导。

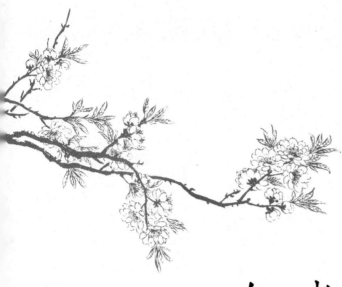

第八章

老年人的人际交往

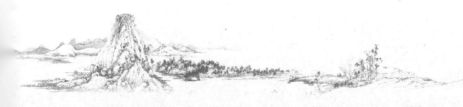

人生有四大财富，而且件件不关金钱，分别是健康、智慧、老伴、老友，尤其是老友，对老年人的健康、快乐晚年很是重要。记得有哲人语：看一个人的人生或生活品位就看他的朋友。有个作家还说过：人生最重要的两件事是吃饭和与谁吃饭，因吃饭才能活着，与谁吃饭则决定生活的品位、境界、幸福度。另外，人的情绪都是需要出口的，老年人也不例外。如果老年人总是将老伴作为唯一的依靠，就会倾向于对老伴要求过高，把老伴当做自己唯一的情绪出口，夫妻间很容易产生摩擦。如果老人能有一些朋友整天说说笑笑，就多了很多条排解消极情绪的渠道，对老伴的苛求自然就会减少，夫妻关系也就会变好。另外，多交朋友还可以丰富老年人的退休生活，使他们活得有朝气。其实，很多不良情绪都是因为老年人的生活无聊，用俗话说就是闲出来的，如果老年人能把自己的晚年生活过得多姿多彩，心情自然就会好，跟老伴也会有更多话可说。

第一节　时光的礼物，珍惜老朋友

很多老年人在退休之后，就过着相对封闭的生活。不出门、不社交，似乎唯一的生活重点就是生活本身，唯一的出门目的就是解决生活需求。但是，他们却忘记了，曾经在自己生命中留下了浓墨重彩的那些老朋友，比如一同在破旧的教室中读书的同学，豆大的烛光曾经点燃了大家共同的梦想；比如一同在车间中挥汗的同事，机器的轰鸣曾经激发过大家生产的热情；比如一同在大院里长大的发小，那院里的每一棵树、每一堵墙都埋藏在记忆深处。当老年人不必费心于事业，将孙辈交给儿女，还应该延续这些珍贵的情感，珍惜这些时光带来的礼物。

老张是交通局的一名工程师，退休之后一直在家照顾生病的老伴。但是每个月，他都到大学同学老潘家做客。作为当时难得的分配到一个市的同学，两人维持了50年的友情让大家颇为欣羡。和老潘一起说说话、下下棋、侍弄下花草，让老张可以在每个月都能充分地放松，在妻子瘫痪失语的日子里仍然能乐观地生活。去年，两人还一起到北京参加了学校的校友会。当受邀到台上作为年长的师兄讲话的时候，老张动情地说："请大家珍惜你身边的同学，到你们相交50年的时候，你们就能深切地感受到友情的力量。"

老年人可以在以下几个方面与老朋友保持联系。

一是参加聚会。老年人的时间相对自由，可以定期或者不定期地举行各种各样的聚会。老年人应当在自己体力允许的范围内尽量地参与此类活动，与朋友们多交流。因为年纪相同、背景相近的人往往更能够互相理解，其话题会更为集中、观点也会更为契合，因此，在这些老朋友聚会时，老人往往更能获得心灵的满足。聚会应当尽量选择一些老年人体力能够负荷的形式，比如茶话会、采摘、合唱等，避免因为凑热闹而参加重体力活动，引起健康风险。

随着时代的进步，老年人聚会可以选取的方式也越来越多。不少老年人会选择集体旅游的方式。集体旅游的活动相对丰富，老人们相处时间较长，大家可以在共同的起居和游玩中巩固情谊,化解藩篱。但是,老年人在参加集体旅游时要注意,不要选取较为艰苦的行程,尽量避免过分耗费体力的活动;不要选择太赶的行程,尽量保证规律的作息;不要选择环境差、气候极端而医疗条件欠佳的国家或地区,避免出现健康问题。另外,在旅行前,老年人最好能够通过体检等手段确定自身健康可以负荷,并准备好行程中可能需要的药品。

另外,聚会的意义往往又高于聚会本身。大家欢聚一堂,与老朋友相互交流,自然是一大乐事。但是很多老年人只是在聚会上言笑晏晏,一回到家,就又回归了较为封闭的生活。聚会的组织者们不妨多下点心思,建立与会老年朋友通讯录,分发聚会纪念品,会后分享聚会合影和视频,有条件的聚会组织方还可以组织征稿活动,印刷聚会活动纪念册,让这一次活动成为大家心中温暖的记忆,也成为大家更深入交流的起点。

二是建立虚拟交流网络。随着手机、电脑等数码产品的智能化和人性化的加强,虚拟交流网络的影响已经愈加深远。少数老年人觉得玩电脑、玩手机只是小孩子的事,不愿意去学习。但其实,手机和电脑能够帮助老年人和朋友之间建立更加紧密而频繁的联系。

目前,有不少老年人也进入了 QQ、微信使用者的行列,这样的社交软件可以让老年人跨越距离,实现实时的沟通。在 QQ 上加朋友为 QQ 好友,老年人就可以和朋友进行文字、语音或是视频聊天,还可以到 QQ 游戏中共同闯关;在微信中加朋友为好友,就可以足不出户地随时了解朋友近况,还能够互相语音留言,时时保持联系;当然,老年人还可以在

QQ、微信上加入几个群组，如同事群、同学群、好友群等等，大家仍然可以在热闹的言语间，回味难忘的岁月，共度今后的人生。

第二节　距离的魅力，处好老邻居

邻居，是老年人最常见到的人，也是与老年人距离最近的人。人们常说，远亲不如近邻。但是随着城市中的楼房越盖越高，防盗门越换越厚，隔着一层墙的邻居也变成了最熟悉的陌生人——每天相见，却不相识。

然而，对于老年人而言，邻居的重要性是不言而喻的。老年人的交际面有限，与邻居的交流可以让他们增加对社会的接触；老年人的身体不好，与邻居的交流可以让他们在紧急情况下获得帮助。对于单独居住、身边没有熟人的老年人来说，邻居更是极为重要的社会关系。老人应当建立并维持这些关系，使得自己的生活安全、便利、充实。

一、熟悉小区服务者

小区中，最可爱的邻居就是小区的各个服务者，比如小区门口的门卫，比如物业管理人员。老年人应当熟悉这些小区中最可爱的邻居，这样便可以在生活中获得基本的扶持和帮助。

去年的一项调查中，很多人表示，在老年人摔倒后，不会扶，不敢扶。但是也有一些人在备注中填到，如果自己原本认识摔倒的老人，则很有可能会将其扶起。老年人遇到意外的可能性较大，小区又是老年人活动最频繁的区域，如果老人熟悉小区中的不少服务人员，那么意外酿成严重后果的可能性则会大大降低。冬日里的哈尔滨室外温度极低，某小区的魏大爷没有注意到路面已经结冰，不慎在小区菜市场门口摔倒，由于摔得较重，一时难以自行起身。小区北门的门卫李某马上跑过来将其扶起并通知了其家属。因为秋天的时候，魏大爷每天上午都会带着一个小垫子在北门旁边的小花坛旁晒太阳，偶尔跟李某互相问候几句，李某对他已经很熟了。

更幸运的则是河南的王大爷。王大爷喜欢看报，订了好几份报纸。家里的报箱不大，因此，他每天都会及时取走自家门口报箱的报纸以免后面送来的报纸无法投递进去。一天中午，负责送晚报的小张发现王大爷的报箱没有取空，无法投递，打家里电话也无人接听，忙请求同事通过订报的手机号码联系到了王大爷的小儿子。最终，屋内突发脑溢血的王大爷被及时送到了医院进行治疗。

二、建立良好的邻里关系

20 世纪末，一个单位的员工聚居在各自单位的家属院、家属楼的时代逐渐结束，代之以商业住房的兴起。邻居逐渐从亲近的同事变成了毫无关联的陌生人。同一个小区的住户，可能身处完全不同的行业，从事完全不相关的工作，就连籍贯也可能千差万别。邻居们的背景各异，生活缺少交集，又怀有戒心，老年人们之间应当和谐相处，并避免冲突的产生。

一是尽量少占用公共空间。老年人往往比较节俭，觉得所有的物件都有用，不舍得扔东西。什么都不不舍得扔的后果就是家里的东西越来越多，家里没处摆放了就放到楼道里，既不利于消防安全，也有碍邻居的进出。北京某小区的刘大妈就是这样一个"精细人"。她不仅不舍得扔掉自己的东西，还喜欢将垃圾箱里自己觉得有用的东西捡回来。久而久之，一些不能自动打开的自动伞，被猫挠坏的布艺靠垫，替换下来的旧木家具就占领了楼道，邻居们怨声载道。公共空间的意义在于给所有的使用者提供安全与便利。刘大妈的行为却让楼道最基本的通行的功能都受到影响，自然会招致反感。而对于老年人本身，堆满各式各样废旧物的屋子也并不宜居。一般来说，理想的储物空间应当是七成满。建议老人认真规划自己的生活空间，不要让没用的物品侵占自己的生活；对于已经不再使用的杂物，应当果断处理，让那些舍不得扔掉的杂物流转到废物回收市场，而不是堵在邻居的心上。

二是尽量不要影响邻居的作息。本来，影响邻居的作息似乎与老年人无关。老年人大多数的时间都过着恬淡自适的生活，很少与"扰民"产生联系。但是，近年来，广场舞成为了很多老年朋友健身的首选。老年人养成健身习惯，对于个人和家庭都是一件大好事。但是由于广场舞的音乐大多高亢激昂，老年人的锻炼时间又大多集中在清晨，因此，在缺乏隔音场地的小区里，广场舞难免就影响到了小区其他居民的生活。目前，广场舞噪音扰民已经成为社会热点之一。老年人在小区里跳广场舞，影响居民休息的新闻接踵而至。不少居民甚至用了非常极端的手段表达愤怒，或是向老年人泼污水，或是面对面发生冲突，或是集资购买远程音响进行对抗。原本是锻炼身体的好事，却变成了邻里反目的闹剧。在这些新闻事件中，邻居的反应固然过激，但老年人也有自己的责任。年轻人与老年人的作息不同，双方都应该秉持着相互尊重的原则进行活动。老年人可以在活动场地和活动时间的选择上做出调整。一方面可以选择小区周边的公园活动，尽量远离居住密度较高的住宅楼；另一方面，也可以选择上午而不是清晨进行锻炼，以免巨大的音响影响邻居的睡眠。其实，在国内的很多城市，尤其是雾霾较为严重的城市，清晨并不是一个适合的锻炼时间，这个时段的雾霾较重，可能会给老年朋友的呼吸系统带来伤害。

三、发挥余热，服务社区

很多老年人尽管早已退休，但是仍然有着足够的精力和服务的热忱。对于这一部分老人来说，参与社区管理是一条发挥余热服务社区的好路子。

尽管近年来，物业管理行业得到了充分的发展，但是在城市中，无物业管理的老小区仍然很多；物业管理管不到、管不了的事情也不少。在这些小区、这些事情中，老年人往往可以起到意想不到的作用。

2012 年，北京市就曾尝试在 34 个社区开展了老旧小区自我服务管理的探索。这些老旧小区原本物业管理缺失，没有保安，没有划定的停车位，公共区域无人打理，小区的安全得不到保障，小区面貌也相对脏乱。在这些小区的自我服务管理探索中，老年人起到了领头人的作用，带领着小区志愿者解决了老旧小区的不少陈年顽疾。如某个小区，就以家庭为单位，选出了 7 个在社区比较有威望又热心公益的人，他们基本都是退休人员。他们首先就停车问题给出了两个方案，一是每位车主每月交纳 150 元聘请专门的停车管理公司；二是每名车主每月交纳 50 元，由自治小组招募社区志愿者负责看车。目前这个老旧小区已经实行了第二种方案，划定了 150 个车位，以往停车难的问题得到了解决。

而在更多的社区，老年志愿者是以另外一种身份——社区调解员组织活动的。在洛阳市涧西区，一群老年人被称作"和为贵"调解队。四名队员最年轻的也已经 67 岁了。2014 年 8 月，社区的两家住户因为楼道积水发生纠纷。一家把门口地面垫高，让积水流到另一家门口，很快，另一家也把门口地面垫高了，结果一摊积水让两家闹起了矛盾。后来，经过调解队的队员讲事实、摆道理，两家人握手言和。相对于年轻人，老年人阅历丰富，说话讲究艺术，而调解队里的老年人更是熟悉附近的居民住户，因此经常能在纠纷的调解中起到关键的作用。

第三节　夕阳的情谊，结交新朋友

人在不同的阶段，会遇见不同的人、不同的缘分。步入老年，并不意味着社会交往的结束。年轻时的朋友是肩并肩的战友，大家一同追逐梦想，创造价值；老年的朋友是互相搀扶的伙伴，大家还可以一起发挥余热，追忆年华。在进入老年阶段之后，一个人仍然可以通过各种途径结交新友，拓展人际网络。

一、参与活动，寻找志同道合的好友

老年人在退出工作岗位后，空闲时间大幅增加。这时，丰富多彩的活动可以用来填补生活的空缺。不少老年人开始捡拾起年轻时的爱好，也有不少老年人开始了新知识和新技能的学习。在学习和发展爱好的过程中，不少老年人就能够自然地拓展自己的朋友圈。上老年大学的老年人可以与同学加强交流，共同进步；喜好养花的老年人可以与有同好的邻居讨论植物的养护，一同选择新的植物品种；喜爱唱歌的老年人可以与公园中一同合唱的伙伴一同练习，提升唱功，获得愉悦……

当然，也有一些喜爱读书或是喜爱品茶的老年人，由于爱好的静态和个人活动较多的特征，很难自然地交到朋友。建议喜欢这些活动的老年人，有针对性地参与一些交流活动，如相关讲座、心得交流会等，借此来获得提升和共鸣。需要注意的是，在拓展交友圈的时候，老人不一定要将年龄作为一个限制条件。很多时候，知音也可能是心系同一根琴弦的忘年之交，老年人不妨多交几个年轻的"同好"。很多老人常说，跟年轻人在一起，自己的心态也变年轻了。而心理学家也认为，交"忘年交"可以帮助老年人保持年轻的心态，并有助于其生活质量的提高。

二、热心互助，找到温暖彼此的伙伴

对于老年人，尤其是独居老年人来说，结交新朋友的意义有时就在于枯燥时的几句话，紧急时的一双手。不少社区的老年人在退休前互不相识、毫无交流，在退休后却能互相陪伴、共同享受退休生活。这是因为目前社区的功能一般较为全面，老年人很容易在共同活动的过程中建立联系。建议老年人充分利用社区这一平台结交朋友，填补枯燥的退休生活。

老年人要走出家门。这时主动交友的第一步，也是最重要一步。如果每天都独自呆在家里，自然很难建立起新的友谊。走出家门之后，你会发现，交朋友并不是一件困难的事。在不少社区，老年人只是每天一起晒晒太阳，聊聊家庭，日子久了，也一样能互相推心置腹。其次是要主动交流。主动与邻居打个招呼，适当的时候互换下联系方式，看到公告的时候互相通知一下。现代人的关系有时冷漠，但是至少我们可以温暖自己的小圈子。最后，还是要保持一定的界限。关心和干涉只有一步之遥，老年人不应当让自己的热心变成别人的负担。在与邻居相处时，应当避免问及对方的隐私，也尽量不要议论邻居的私人生活。

社区中交到的朋友，往往可以在老人需要时提供最快速的帮助。在忙碌的时候他们可以帮着看下家里的孩子，在忘记带钥匙的时候可以到他们的家里小坐，在身体有病痛的时候还可以得到搀扶和帮助。在很多社区，老邻居们甚至都习惯了统一行动。一起跳广场舞，一起去菜市场，一起去送孙辈上学，一起晒着太阳准备午饭的材料。在一起活动的过程中，老人们你帮我排个队，我帮你拎个包，形成了最为朴素的互助关系。这种互助关系不仅使得老年人生活更加便利，也使得老年人的孤独感降低，幸福感增强。

目前，在我国的很多地方的社区，已经开始了建立老年人互助制度的尝试。即在一个老年人急需服务的时候，其他老年人可以作为提供者。而这些提供服务的老年人又可以获得服务卡，从而可以在自己需要的时候也获得相应的帮助。这样的形式正是对传统社区中老年人互助形式的一种规范和升级。

三、谨慎交友，防止受骗

老年人在抱着积极开放的态度与别人交往的同时，也应当多留一个心眼，保持警惕心。在久远的春秋时代，孔夫子就曾经就含蓄地给出了交友的建议："益者三友，损者三友。友直，友谅，友多闻，益矣。友便辟，友善柔，友便佞，损矣。"老年人在交友中也应该注意，多交正直、宽容、博学的益友，远离谄媚逢迎、口蜜腹剑、花言巧语的损友。而在现实生活中，很多骗子喜欢带着虚伪的关怀接近老年人，再用伶俐的口齿让老年人对其掏心掏肺，深信不疑。

老年人应当对主动接近自己的陌生人保持一定警惕。尤其在相识不久的朋友提及金钱问题，或者问到私人信息时，老年人更应该有防范心理。很多骗子喜欢钻老年人重情义的空子，先与老年人接触，取得他们的信任，成为他们的朋友，最终骗取他们的钱财。老谢是一名独身老人，不久前认识了一个懂玉石的年轻人。老谢本身也对玉石投资有一定兴趣，便在年轻人的引诱下用 10 万元买下了一块劣质玉石。结果年轻人和他卖玉石的同伙很快逃之夭夭。等到老谢反应过来，也已经是悔之晚矣。广大的老年人应当树立基本的安全观念，不要相信天上掉馅饼的投资机会，不要将自己的银行卡和身份证拿给别人，更不要轻易透露自己的身份证信息和重要密码。

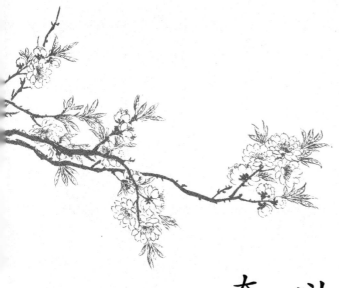

第九章

以科学理智的态度看待死亡

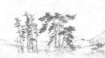

第一节　生老病死人之常情，需坦然面对

生死相随，有生命便有死亡，所以死亡不应该被看作一个突发事件，而是一个必然事件，只是时间上或早或晚。出生和死亡都是生命进程中不可或缺的环节，生与死都是不可违抗的自然法则。而老年阶段是距离生命终点最近的阶段，不可避免地会涉及到死亡这个话题。然而，很多人，尤其是老年人，不能够正确看待死亡，出于对死亡的畏惧心理，极力避免谈论这个话题，把它当作最大的忌讳，谈之色变。这种恐惧心理不仅不能够解决任何问题，反而会引起很多心理问题，对健康长寿无益。

万事万物都有盛衰荣枯，生命也不例外。出生—成长—衰老—死亡，这才是完整的生命循环，因衰老而死亡是生命最好也是最自然的结局。从更科学一点的角度来说，恐惧源于知觉，人死以后，知觉会随着脑死亡而终止，也就无恐惧或痛苦可言了。

对亲人和爱人的不舍、对未竟的事业的遗憾等情绪让人留恋人生，这是正常的想法。只是没有人能够违背自然规律，面对这样一个无法改变的事实，盲目地逃避、挣扎、否认会给自己和家人带来更多痛苦。相反，平静坦然地接受反而能给晚年生活带来更多安定和幸福，死亡虽然会把我们和至亲分开，会让他们悲伤，但是对于老人来说，越是能够做到安详和坦然地面对死亡，越能减少他们的担心，

减轻他们的痛苦。与其在恐惧中惶惶不可终日，不如将珍贵的时间好好利用起来，将未竟的事业做一个收尾，花一些时间陪伴家人，做一些自己喜欢做的事，在生命的最后一个阶段不留遗憾。

那么，除正确认识和理智看待生死以外，还可以做些什么呢？

无论小病大病，正确看待疾病。积极的心理活动有利于提高机体的免疫能力，有助于机体保持活力和缓解病痛。老年阶段人体各种机能持续衰退，无可避免地会产生一些病痛，患病后应避免过度焦虑和恐惧，应耐心向医生了解自身情况，并尽快学会适应病人角色，放松心情，安心养病，积极配合医生的治疗，这样才能事半功倍，取得最好的治疗效果。

未雨绸缪，做好心理准备。当然，要求老年人放宽心，并不意味着不需要考虑任何事情。无论身体患病与否，对自己的未来做好规划都是必要的，这一点不单纯适用于年轻人，对老年人也同样。要对自己的身体有清醒的认识，能够现实、理智地面对死亡，及早做安排，并适当安排好后事，应提前将自己的想法告诉给亲属，这样才能够避免在意外发生时措手不及，以致留下遗憾。应找合适的机会将自己对于过世后的遗产分配，遗体处置包括是否进行器官捐献，丧葬形式包括是否开告别仪式等问题的看法与家人沟通。不应将这些当作不吉利的话题而闭口不谈，这只是每个人的人生规划的一部分而已，做好这些安排，不仅是对自己负责，也是对身边人的体贴，因为身边的亲人，尤其是儿女等晚辈，如果贸然与长辈谈起这些事情，会被一些人认为是不孝，容易引起长辈误解，但是这些问题又是不能不面对的，提前商量妥帖，总好过因为毫无准备而焦头烂额，也能够避免家人的处理不合自己的心意。所以对于这些禁忌的话题，老年人不仅要适时和家人谈一谈，还要主动来谈，避免晚辈为难。只有彻底放下思想的包袱，才能从容不迫地面对人生的终点。

乐享生活，有计划地安排好自己剩余的时间。不要消极地等待死亡，在恐惧、忧虑中消耗掉宝贵的生命时光，而是要通过学习、工作和娱乐等活动，使活着的时光过得充实而富有意义，尤其要尽量将自己未完成的心愿实现，尤其到这个年纪，时间上比较自由，顾虑也比较少，在人生到达终点站前将自己想看却没看过的风光看尽，将想做却没有做的事情做完，让人生更完满，更少遗憾。

第二节　所谓"禁忌"，是时候谈一谈
——遗嘱

遗嘱是指人在生前用口头或书面形式对死后各种事情如何处理的嘱托，其中最重要的内容是遗产分配。我国继承法对遗嘱和继承有详细的规定。继承法第二条规定："继承从被继承人死亡时开始。"第五条规定："继承开始后，按照法定继承办理；有遗嘱的，按照遗嘱继承或者遗赠办理；有遗赠扶养协议的，按照协议办理。"也就是说，在被继承人死亡后，若其留有合法有效的遗嘱，则被继承人的遗产将按

照其遗嘱进行分配；若被继承人生前没有留下遗嘱，则其遗产按照法定继承分配。

那么法定继承规定的继承人顺序是怎样的呢？按照继承法第十条的规定，法定继承第一顺序为配偶、子女、父母；第二顺序为兄弟姐妹、祖父母、外祖父母。继承开始后，由第一顺序继承人继承，第二顺序继承人不继承。没有第一顺序继承人继承的，由第二顺序继承人继承。

遗嘱有哪些形式？我国继承法规定遗嘱的形式有五种：公证遗嘱、自书遗嘱、代书遗嘱、录音遗嘱和口头遗嘱。虽然遗嘱本身要尊重个人意愿，但是在形式上要符合一定的条件，继承法第十七条对这五种形式的遗嘱有不同的要求，"公证遗嘱由遗嘱人经公证机关办理。自书遗嘱由遗嘱人亲笔书写，签名，注明年、月、日。代书遗嘱应当有两个以上见证人在场见证，由其中一人代书，注明年、月、日，并由代书人、其他见证人和遗嘱人签名。以录音形式立的遗嘱，应当有两个以上见证人在场见证。遗嘱人在危急情况下，可以立口头遗嘱。口头遗嘱应当有两个以上见证人在场见证。危急情况解除后，遗嘱人能够用书面或者录音形式立遗嘱的，所立的口头遗嘱无效。"关于遗嘱的变更、撤销、失效、见证人条件等细节继承法都有进一步的规定，由于篇幅有限，这里不详细介绍。

提倡遗嘱公证。在五种遗嘱形式中，法律效力最强的是公证遗嘱。为了保证遗嘱人的意愿在其过世后得到实现，使遗嘱受益人的权益得到保护，最可靠的办法就是将所立的书面遗嘱办理公证，使遗嘱的真实性、合法性获得法律认可，以免法定继承人和其他人日后对遗嘱的真实性、合法性产生怀疑与遗嘱受益人发生争执。

如何办理遗嘱公证呢？关于遗嘱公证的流程和要求，《遗嘱公证细则》中有详尽的说明。申请办理遗嘱公证时，遗嘱人需携带身份证或其他身份证件、遗嘱原稿、遗嘱涉及的不动产等财产的产权证明，亲自到公证处申办并填写公证申请表，如因病或其他原因不能亲自到公证处的，可要求公证员前往遗嘱人所在地办理。

关于遗嘱的内容，《遗嘱公证细则》第十三条规定，遗嘱应当包括以下内容：遗嘱人的姓名、性别、出生日期、住址；遗嘱处分的财产状况（名称、数量、所在地点以及是否共有、抵押等）；对财产和其他事务的具体处理意见；有遗嘱执行人的，应当写明执行人的姓名、性别、年龄、住址等；遗嘱制作的日期以及遗嘱人的签名。遗嘱中一般不得包括与处分财产及处理死亡后事宜无关的其他内容。第十八条规定，公证遗嘱采用打印形式。遗嘱人根据遗嘱原稿核对后，应当在打印的公证遗嘱上签名。遗嘱人不会签名或者签名有困难的，可以盖章方式代替在申请表、笔录和遗嘱上的签名；遗嘱人既不能签字又无印章的，应当以按手印方式代替签名或者盖章。有前款规定情形的，公证人员应当在笔录中注明。以按手印代替签名或者盖章的，公证人员应当提取遗嘱人全部的指纹存档。关于遗嘱公证的其他要求，请参考《遗嘱公证细则》。

常言道，有备无患。在事情发生之前早作打算，才能够处变不惊，无论意外何时发生，都能够从容应对，为人生画上完满的句点。

第三节　所谓"禁忌"，是时候谈一谈
——器官和遗体捐献

器官捐献一般是指在捐献人被判定为脑死亡后，基于其生前意愿或家人同意，将其器官无偿捐赠给急需器官移植的病人，使其生命得以延续。在这种情况下，捐赠人与受赠人一般没有联系，而是通过红十字会将器官纳入到"器官分配与共享系统"中，由系统分配给急需器官移植的病人。此外，还有一种活体器官移植，主要指健康的成年人将自身器官或组织的一部分无偿捐赠给其亲属。这里我们主要讨论前者。

关于器官捐献的原则和要求，《人体器官移植条例》有较为详细的说明，其中第八条规定："捐献人体器官的公民应当具有完全民事行为能力。公民捐献其人体器官应当有书面形式的捐献意愿，对已经表示捐献其人体器官的意愿，有权予以撤销。公民生前表示不同意捐献其人体器官的，任何组织或者个人不得捐献、摘取该公民的人体器官；公民生前未表示不同意捐献其人体器官的，该公民死亡后，其配偶、成年子女、父母可以以书面形式共同表示同意捐献该公民人体器官的意愿。"

如何看待器官捐献？一个逝去的生命捐献的器官可以让更多的生命得以延续，将更多的家庭从丧亲和破碎的边缘拯救出来，是一件非常崇高的事，是一种博爱精神的体现。虽然是无偿捐赠，捐献人生前不会得到任何利益，但是，当自己身体的一部分被转移到另一个身体里，去维系另一个生命的活力，这又何尝不是自己的生命在以另一种形式延续下去呢？

只是，目前国内的器官捐赠与移植需求比例严重失衡，每年只有很小一部分人幸运地获得移植的机会活下来，更多的人只能在绝望的等待中走到生命的尽头。关注这一问题和愿意捐献的人还太少。一方面是国内的器官捐献制度体系还不完善，宣传力度也不够。另一方面，很多人在思想上受传统观念的影响，将器官捐献看作是对遗体的"不敬"和"剥夺"，存在抵触情绪。

对此，我们应以更加科学的眼光来看待生命、死亡和器官移植，人死魂灭，机体的一切生命活动都会停止，不存在感知觉，不存在意识，接下来就是埋进泥土中慢慢腐烂化作微生物和植物的肥料，这是自然的生命循环。出于节约用地等考虑，国内目前提倡火葬，人死后遗体会被火化成骨灰收在骨灰坛中。那么，与其化作一缕飞灰，为何不更好地将自己的身体利用起来呢？即便从个人的角度来考虑，这样做也能够使更多的人报以感激之情，让更多的人记得自己，让自己的一部分生活在他人的身体中，让自己活在他人的记忆里，难道不是更好的选择吗？更进一步来讲，换位思考，如果自己至亲至爱的人身患重病，急需器官移植，这种时候是不是也希望能有人发挥生命最后的一点光和热，来拯救自己最亲爱的人呢？

如何进行器官捐献登记呢？首先，捐献者需要填写人体器官捐献登记表，由捐献者本人或委托他人交到当地红十字会或者已开通试点的省份人体器官捐献办公室，并携带捐献者本人的身份证原件，经公证处公证自愿申请捐献登记，再等待其单位将捐献者信息登记至管理系统。

如果老年人有为社会多做一些贡献、靠自己的力量救活一些人的意愿，想做身后器官捐献，可以提前与家人沟通自己的想法，获得他们的支持，然后申请器官捐献登记。这样不仅能够确保自己的愿望在身后得以达成，也让家人对此有心理准备，避免弥留之际毫无准备的口头嘱托将家人置于进退两难的境地。

遗体捐献，是指在捐献人死亡后，基于其生前意愿或家人同意，由其执行人将遗体的全部或者部分捐献给医学科学事业的行为。遗体捐献对医学研究、社会医疗卫生事业有极大的贡献。对个人来说，遗体捐献是种高尚人格的体现，是一种对生命和自然的一种科学的态度和价值观。

第四节　所谓"禁忌"，是时候谈一谈
——丧葬形式

追悼会是为悼念逝者而召开的会议，有些在死者遗体存放地举行，有些在殡仪馆或火葬地举行，一般会包括遗体告别仪式的环节，而告别仪式则又涉及到遗体化妆等问题。参加追悼会的人一般包括逝者家人、朋友、同事等，大家在一起怀念逝者生前种种，表达惋惜和思念之情。但是现在的很多追悼会都显出形式大于内容的意味来，对逝者本身的意义有待商榷，却给家人带来更多负担和悲痛。一是要在丧亲之痛中撑着安排追悼会的诸多事宜，二是要在别人一遍一遍的

安慰中忍痛回应，更不用提流程中的花费和精力的消耗。但是很多人包括其家人认为这是一个人告别人世的必要环节，关于这一点，可以与家人商量，并根据自己的具体情况来决定。

遗体处置方式一般有土葬、水葬、火葬等，国内出于节约用地等考虑，提倡火葬。火葬后，可以将骨灰安置在骨灰坛中、埋于土中、撒于水中或空中。很多人执着于购买墓地，修建豪华墓地，认为这样才能够显示出身份、地位，觉得风光。然而，既然身死魂灭，身后的排场、风光对于这个人来说又有什么意义呢？为什么不将这些金钱和精力花在更有意义的事情上呢？墓地也好，骨灰坛也好，其实只要留下一点东西给后人留作纪念就好，哪怕是一张照片、一封书信也已足够，而如果将这些办仪式、修墓地的钱捐给希望小学等需要帮助的地方，那么获得帮助的人都会记住这个捐赠者，他的善举将使自己活在更多人的记忆和追思中。

后 记

　　为老年人写一本书，是我多年的夙愿。我想通过这本书，为许许多多可敬的老人提供各方面的经验，其中也包括我自己的生活经验……哪怕这数万字中有一句半句能对老年人有用，使老年人有启发和共鸣，也会让我觉得满足和感动。

　　其实我应该感谢老年读者为我提供了"我思考，我快乐；我写作，我快乐"的机会，使我人虽未老而有机会思考老年人的诸多问题，尤其是死亡问题，这也使我更好地看待生命和生活。一个人连死亡问题都思考透了、觉悟了，那么还有什么人生问题值得忧心烦心呢？

　　在此祝愿天下老年人健康幸福。

　　感谢为此书编校提供帮助的各位同仁。

张景

2015年初